AF297839

ÉTUDE

SUR

LA MASTOIDITE DE BEZOLD

PAR

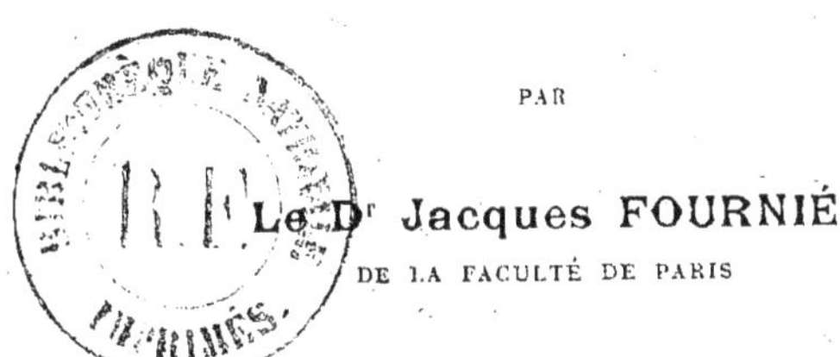

Le Dr Jacques FOURNIÉ

DE LA FACULTÉ DE PARIS

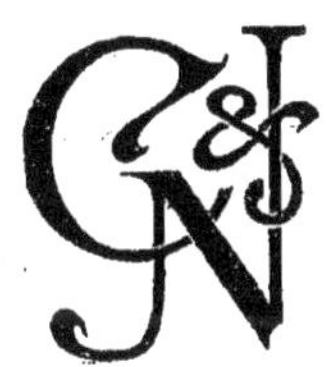

PARIS

GEORGES CARRÉ ET C. NAUD, ÉDITEURS

3, RUE RACINE, 3

1899

ÉTUDE

SUR

LA MASTOIDITE DE BEZOLD

PAR

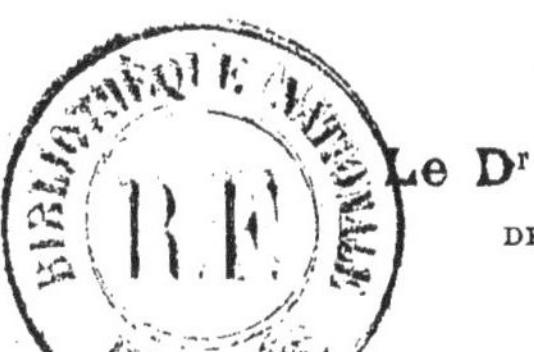

Le Dr Jacques FOURNIÉ

DE LA FACULTÉ DE PARIS

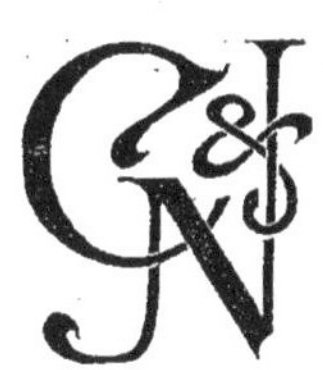

PARIS

GEORGES CARRÉ ET C. NAUD, ÉDITEURS

3, RUE RACINE, 3

—

1899

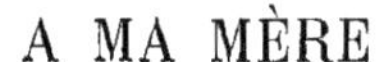

A MA MÈRE

Avant de terminer notre stage médical et de mettre en pratique les enseignements de nos maîtres, ce nous est un devoir autant qu'un sentiment spontané de reconnaissance de leur exprimer ici nos remerciements pour l'aimable accueil que nous avons trouvé près d'eux et pour les conseils bienveillants qu'ils nous ont donnés au cours de nos études et pendant notre externat.

M. le Pr Tillaux, acceptant aujourd'hui la présidence de notre thèse, nous honore d'une façon toute spéciale et nous sommes heureux, en lui adressant nos hommages, de nous rappeler notre quatrième année d'externat, dans laquelle il nous a appris non seulement à bien conduire un examen clinique, mais encore à savoir aimer le malade et à s'en faire aimer.

Nos premiers remerciements doivent s'adresser à nos maîtres de Lille qui nous ont ouvert les portes de la carrière médicale, spécialement à M. le Dr Duret, dont nous avons eu l'honneur de suivre l'enseignement hospitalier. Nous n'oublions pas le nom du Dr Vallin, qui nous a témoigné tant d'intérêt et qu'une mort prématurée soustrait à nos témoignages de reconnaissance.

Le souvenir de notre première année d'externat nous rappellera toujours l'excellent accueil de M. le Dr Aud'houi, près duquel nous avons acquis les premiers éléments de médecine pratique.

Notre séjour aux Enfants-Malades nous donne l'occasion si désirée d'exprimer nos remerciements et nos hommages à M. le Dr Descroizilles, qui nous a connu enfant et qui devait plus tard nous initier à la pathologie infantile.

Il fallait les conseils éclairés de M. le Pr Potain pour nous rendre attrayante et facile l'auscultation si délicate du cœur.

Avoir profité de ses savantes leçons est le meilleur remerciement que nous puissions lui adresser.

Nous garderons le souvenir des causeries à la fois scientifiques et littéraires que nous avons trouvées à Andral, où M. le Pᵣ Debove nous avait fait l'honneur de nous compter au nombre de ses élèves.

Qu'il nous soit permis de remercier ici M. le Dʳ Mathieu dont, à notre grand regret, nous n'avons pu qu'entrevoir l'enseignement, et M. le Dʳ Walther, qui nous conserve les marques de bienveillance qu'il nous a témoignées pendant notre externat.

Dans le service de M. le Pʳ Lannelongue, nous avons pu apprécier la technique opératoire de M. le Dʳ Broca; nous avons doublement à le remercier parce que ses nombreuses opérations mastoïdiennes ont contribué à orienter nos travaux vers cette partie spéciale de la chirurgie.

M. le Dʳ Luc, en nous accueillant si aimablement dans sa clinique, nous a permis d'approfondir cette étude, à son enseignement. Nous sommes heureux de lui devoir le sujet de notre thèse et nous le prions de vouloir bien agréer l'hommage de notre respectueuse reconnaissance.

CHAPITRE I

DÉFINITION. — FRÉQUENCE

La mastoïdite de Bezold, décrite à nouveau par Luc en 1896, est une forme spéciale de mastoïdite suppurée dans laquelle le pus, au lieu de perforer la paroi externe de l'apophyse pour créer l'abcès sous-périosté classique, se fraie une issue à travers sa paroi inféro-interne, au voisinage des insertions digastriques. Le foyer cervical, d'emblée profond, se dérobant sous un triple plan musculaire et pouvant fuser au loin avant de mettre en éveil l'attention et les craintes du malade, donne à cette affection un cachet tout spécial, un caractère insidieux et sournois qui n'en cache que mieux la gravité.

C'est donc moins une mastoïdite qu'une complication des mastoïdites. Au siège près, dit Broca, cette collection est identique à l'abcès rétro-auriculaire banal et à l'abcès sous-dural. Mais c'est ce siège spécial qui en fait tout l'intérêt.

Cette complication est loin d'être fréquente si on en rapproche les cas si nombreux de tympano-mastoïdites. Cependant les observations publiées depuis le mémoire de Bezold montrent qu'il suffit souvent d'attirer l'attention sur un fait pour qu'il perde aussitôt de sa rareté. Toutefois, le nombre en est encore restreint. Mais combien d'examens incomplets, si nous en jugeons les nombreuses observations où l'on ne peut trouver d'indications précises sur l'origine et le parcours de la suppuration cervicale. Parfois l'origine otique n'est pas soupçonnée ; ailleurs, la mort survient au cours d'une méningite, d'un abcès encéphalique, d'une thrombose des sinus, dont les symptômes alarmants font passer inaperçue l'extension cervicale due à la perforation mastoïdienne. Enfin, combien de cas peut-être n'ont pas été trouvés dignes de la publication.

En dehors des faits simplement rapportés, comme ceux de Burckhardt-Merian, de Hartmann, de Jansen, et laissant de côté les abcès de la gaine du sterno-cléido-mastoïdien à la suite de perforation de la pointe apophysaire, abcès qui se rapprochent des abcès sous-périostés externes par leur caractère plutôt superficiel, nous avons pu réunir 50 cas de perforation de Bezold, encore que quatre d'entre eux ne soient pas absolument concluants, et six cas où cette perforation semblait imminente.

Cette complication semble donc n'avoir qu'une fréquence relative. Aussi les deux cas que nous avons pu observer dans la clinique du Dr Luc nous ont-ils porté à étudier ces abcès cervicaux qui trouvent leur intérêt dans l'extension insidieuse des lésions et dans les interventions opératoires laborieuses et multiples qu'ils peuvent nécessiter.

CHAPITRE II

HISTORIQUE

D'après Schwartze, cette forme de mastoïdite fut mentionnée pour la première fois par Kühn en 1847, à propos d'un cas où ce pus se faisait jour vers la pointe de l'apophyse. Bœcke, en 1872, rapporte un cas analogue, suivi de mort.

Mais ce n'est qu'en 1881 que cette complication fut l'objet d'un travail spécial. Le mémoire de Bezold « sur une nouvelle voie de propagation des suppurations des cavités de l'oreille moyenne dans le voisinage et de la thérapeutique à y appliquer », apporte, à l'appui des faits cliniques observés par l'auteur, des données anatomiques approfondies et des expérimentations sur le cadavre que nous reproduirons plus loin. Cependant, malgré les différents malades auxquels il fait allusion, Bezold ne développe qu'une seule observation au cours de cette étude pathogénique et symptomatique.

Dès lors, on voit apparaître la publication de faits similaires. Kühn en 1885, Kretschmann en 1886, Wagenhaüser en 1888, publient chacun une observation.

La même année, Cholewa, dans un travail sur les extensions unusuelles du pus intra-mastoïdien, rapporte un cas observé par Hartmann. Ce dernier en aurait observé trois autres et ne les croit pas aussi rares que pourrait le laisser supposer leur peu de place dans la littérature médicale.

Nous signalerons, avec quelques réserves, les cas de Jacoby, d'Hessler, de Thiry (1). Une nouvelle observation fut *rapportée* bientôt *par Ludewig* suivie, en 1891, par les faits de Kiesselbach, Kirchner, Gorham-Bacon.

Jansen aurait observé quatre faits de ce genre. De même, dans son traité, Politzer cite un cas analogue et fait allusion à un autre observé par Burckhardt-Mérian.

Vers la même époque, le Pr Guye, d'Amsterdam, fait paraître un travail sur ce sujet et rapporte deux cas. Dans le second, le pus avait, comme chez le malade de Kiesselbach, formé un abcès rétropharyngien qui fut ouvert par la bouche.

Les années suivantes, Randall, Moll, Vulpius, Taylor, Knapp (4 obs.), Brieger, Grünert et Meier, Stout, Gradenigo augmentent le contingent des observations.

En 1895, Broca et Lubet-Barbon, dans leur ouvrage sur les suppurations mastoïdiennes, insistent, en passant, sur la complication de Bezold et en rapportent un cas tout hypothétique.

Il faut arriver à l'année 1896, pour voir publier, en France, par le Dr Luc, la première observation typique de cette forme de mastoïdite.

Il s'agissait d'un malade à la fois diabétique et syphilitique. L'histoire de ce malade, très intéressante, fut, non seulement de la part du Dr Luc, l'objet d'une publication, mais lui servit de prétexte à une étude détaillée de la mastoïdite de Bezold, dans les archives internationales de laryngologie et d'otologie. Il insiste surtout sur l'évolution lente et insidieuse des accidents qu'il constate dans les observations antérieures, bien que son malade fît exception à cette règle, vraisemblablement en sa qualité de diabétique.

Cette année est relativement fertile en observations. En France, ce sont les cas de Tissot, Mendel, Lichtwitz, Broca,

---

(1) Moos, en 1890, en aurait observé 4 cas chez des hommes de 24 à 53 ans. Deux succombèrent, l'un avec des accidents de septicémie ; l'autre avec des symptômes d'abcès cérébelleux. Chez ce dernier, une hémorragie veineuse fut arrêtéet par compression dans la poche cervicale, compression qui s'accompagna aussitô d'un écoulement de sang veineux par le conduit. Les deux autres guérirent, l'un, malgré de fortes oscillations pyohémiques.

et une nouvelle observation de Luc. A l'étranger, citons un nouveau cas de Knapp, celui de Buys et peut-être ceux de Holt et de Burnett.

Au congrès de chirurgie 1896, le Dr Hamon du Fougeray expose nettement la classification des migrations pathogéniques de l'agent infectieux au dehors de la mastoïde : voie lymphatique, voie sanguine, continuité et contiguïté des tissus.

En 1897 parut un travail important du Dr Collinet sur « les suppurations du cou consécutives aux affections de l'oreille moyenne, de la mastoïde et du rocher. » La mastoïdite de Bezold y tient une large part ; nous y trouvons trois observations nouvelles, une observée par l'auteur, les deux autres par le Dr Brun.

La même année, Guye rapporte un nouveau fait, intéressant par l'absence d'otorrhée et le résultat négatif de la paracentèse. Outre les cas douteux de Stein et d'Hegetschweiler, nous relatons trois cas observés par le Dr Mignon. Ce dernier, dans son ouvrage sur les suppurations mastoïdiennes, s'étend assez longuement sur les abcès de la pointe de la mastoïde.

Enfin, au cours de l'année dernière, Delie et Ménière, en France ; Guttmann, Mc Kernon, Ouston, Lederman, à l'étranger, viennent appuyer, par leurs observations cliniques, les travaux récemment publiés.

CHAPITRE III

ÉTIOLOGIE

Avant d'étudier le mécanisme spécial qui a pour résultat la perforation de la mastoïde au point où l'a signalé Bezold, il nous semble nécessaire de dire quelques mots des causes générales de cette variété d'abcès.

Ici, comme dans beaucoup d'abcès cervicaux, l'otite moyenne suppurée, ou plus exactement l'inflammation des cavités de l'oreille moyenne, se trouve à l'origine. En effet, la suppuration de la caisse même n'est pas en jeu dans cette affection. C'est la suppuration des cellules mastoïdiennes qui en est l'intermédiaire obligé. Luc y insiste : « La preuve qu'il s'agit là le plus souvent d'une suppuration localisée à la pointe de l'apophyse et primitivement ou secondairement indépendante de la cavité tympanique, c'est que, chez plusieurs des sujets observés, l'oreille ne coulait plus depuis un certain temps ou même n'avait jamais coulé (1). »

Dans ces cas de mastoïdites, soi-disant primitives, comme le constate Lubet-Barbon (2) et comme nous l'avons vu signalé dans plusieurs observations (3), malgré les quelques troubles auriculaires subjectifs et objectifs, la paracentèse ne fait sourdre aucun liquide ; de même la trépanation de l'antre ne décèle que

---

(1) Luc. *Arch. intern.*, 1896, p. 13.
(2) Lubet-Barbon. *Arch. intern. lar., otol.*, 1896, p. 179.
(3) Guye. Obs. XV.

quelques bourgeons, parfois un simple épaississement de la muqueuse. La lésion est à la pointe, dans les cellules mastoïdiennes.

Tous les observateurs et Bezold en particulier ont été frappés de voir dans cette affection un accident propre aux suppurations mastoïdiennes aiguës ou du moins subaiguës. C'est en général dans la troisième ou quatrième semaine qui suit l'apparition de l'otorrhée que se manifeste la lésion mastoïdéocervicale.

Un des malades de Luc, dont nous donnons l'observation inédite, fait exception à cette loi générale. Chez lui, l'otorrhée avait débuté au mois d'octobre 1893 à la suite d'un refroidissement et il n'aurait remarqué l'apparition du gonflement cervical qu'à la fin du mois de janvier suivant.

Nous relatons également quelques observations où la complication de Bezold est survenue au cours d'une otorrhée déjà ancienne. Mais dans ces cas on constate une recrudescence antérieure de l'écoulement, un réveil plus ou moins aigu de l'affection chronique, sous l'influence d'un refroidissement ou de toute autre cause inflammatoire.

La question de virulence de l'agent pathogène ou du terrain sur lequel il évolue semblerait être une cause adjuvante importante. Le siège de la lésion, déjà faible anatomiquement, le devient plus encore par le fait d'une débilité constitutionnelle ou d'une altération du sang ; ou il cède plus aisément devant la puissance microbienne. Cependant nous relevons peu d'observations de ce genre, et cette influence se marque surtout sur la rapidité des accidents. Citons l'alcoolisme et spécialement le diabète.

L'âge a plus de poids dans l'étiologie, parce qu'il entraîne l'évidement progressif du cône mastoïdien, nous allons y insister bientôt. Aussi n'est-ce pas chez l'enfant qu'il faut s'attendre à découvrir la perforation de Bezold. Cependant, il ne faut pas croire qu'elle affectionne, d'une façon presque exclusive, un âge avancé. On peut s'en rendre compte par le tableau suivant qui résume une cinquantaine de cas.

Au-dessous de 20 ans : 10. 10. 12. 15. 17.
De 20 à 35 : 21. 22. 23. 25. 26. 27. 28. 28. 28. 28. 30. 31.
               32. 32. 33. 34.
De 35 à 45 : 35. 37. 38. 38. 39. 43. 44. 44.
De 45 à 60 : 45. 48. 50. 50. 51. 53. 56. 56. 57. 58. 59.
Au delà : 63. 64. 65. 70. 73.

Dans neuf cas où l'âge n'est pas mentionné, nous trouvons 2 soldats et 4 personnes ayant atteint l'âge mûr.

La plupart de ces faits concernent le sexe masculin. L'apport du sexe féminin y est seulement de 10.

CHAPITRE IV

ANATOMIE

La saillie conoïde, plus ou moins ramassée sur elle-même, que forme l'apophyse mastoïde à la base du crâne, semble, dès l'abord, saine, parce que c'est sur sa face interne, profonde, que siège la lésion.

Cette face interne, concave, présente deux portions distinctes, une supérieure, crânienne, formant une large gouttière curviligne où descend la portion verticale du sinus transverse ; une inférieure, cervicale, où se creuse la fossette digastrique, rainure profonde dont la largeur s'étend plus ou moins au dépens de la pointe apophysaire. Elle se continue en arrière et en haut avec l'incisure mastoïdienne, gouttière légèrement excavée, qui suit le bord postérieur rugueux, épais, de la mastoïde.

Parfois toute la face interne est détruite, le pus trouve alors une large issue. Le plus souvent on constate une, quelquefois deux perforations arrondies ou ovalaires siégeant soit à 2 ou 3 millimètres au-dessus de la pointe, soit plus en arrière au niveau de l'incisure, soit, ce que l'on constate ordinairement, dans la rainure même du digastrique, rainure dont l'élargissement fréquent forme une sorte de plancher aux cellules mastoïdiennes.

Trois muscles recouvrent l'apophyse en s'y insérant. Le sterno-cléido-mastoïdien, le plus superficiel, prend ses attaches sur la crête oblique de la face externe et sur les deux tiers externes de la ligne courbe occipitale, englobant partiellement la pointe de la mastoïde, surtout en avant. Au-dessous et en

arrière s'insère le splénius. Enfin, le petit complexus se détache
du bord postérieur, dont il laisse libre le tiers inférieur. Le
foyer cervical n'aura donc aucune tendance à se superficia-
liser.

Très profondément, dans la gouttière digastrique et jusque
dans l'incisure mastoïdienne se fixent les fibres tendineuses du
ventre postérieur du muscle digastrique qui, de là, va descen-
dre en dehors des muscles styliens et du paquet carotico-ju-
laire. La gaine de ce muscle fournit une voie toute naturelle
à la fusée antérieure du pus. La gaine de l'artère occipitale peut
l'amener également dans la gaine des gros vaisseaux du cou.
Cette artère, née de la carotide externe, remonte en arrière le
long du bord inférieur du digastrique, se creuse un sillon dans
la fossette digastrique et s'engage sous le splénius.

Donc, fusée du pus sous le st.-cl.-mastoïdien, soit dans
le tissu cellulaire profond, soit dans les gaines vasculaires ou
musculaires pouvant s'étendre en bas, jusqu'à la clavicule. En
avant, le foyer suppuratif est bridé par les fortes expansions qui
unissent les aponévroses moyenne et profonde et qui forment
la gaine carotico-jugulaire. Cependant la suppuration profonde
peut atteindre le larynx et la trachée, s'ouvrir même dans ces
conduits aériens ou fuser dans la cavité thoracique : ce sont là
des faits exceptionnels. En arrière, au contraire, aucune barrière ne s'oppose à l'infiltration sous le splénius ou le complexus.
En dedans, le pus peut venir soulever la paroi postérolatérale
du pharynx.

Bezold (1) a cherché à suivre expérimentalement sur le
cadavre la formation et l'extension de l'abcès cervical.

« J'ai creusé, dit-il, l'apophyse mastoïde, de façon que l'extré-

---

(1) Bezold. *Deutsche medic. Wochensch.*, 1881, p. 380.

mité de ce canal osseux aboutit à l'incisure mastoïdienne. La canule a été portée, à travers ce conduit, jusque dans l'incisure et j'y ai poussé une injection de force modérée et progressive.

« J'ai été très agréablement surpris, par ce procédé, de voir se développer sous mes yeux, dans le même agencement, un tableau identique à celui que j'avais observé encore tout récemment chez le vivant. Le premier signe fut le soulèvement des insertions musculaires de la mastoïde ; il se forma une tuméfaction au-dessous et en avant de l'apophyse comblant la fosse rétromaxillaire et s'étendant jusqu'au voisinage du menton. Enfin la masse injectée se fraya un chemin dans la région de la nuque, formant, entre le bord postérieur de la mastoïde et la ligne médiane un gonflement diffus, étalé, dont on pouvait suivre la saillance depuis la base du crâne jusqu'au tiers supérieur du cou environ.

« Plus tard, une injection analogue, faite sur le même sujet, du côté opposé, donna un résultat presque identique.

« La masse de gélatine colorée, refroidie et solidifiée, permit de suivre la voie d'extension dans la pièce injectée. La coloration la plus intense se trouvait d'un côté autour du ventre postérieur du digastrique qui sort de l'incisure ; de l'autre, dans la gaine de l'artère occipitale, laquelle, d'après mes mensurations, passe à près de 5 millimètres environ du milieu de l'incisure. Par ces deux voies, la masse injectée se dirige d'abord en avant sous la parotide et dans la gaine des gros vaisseaux recouverts dans leur partie supérieure. Comme il existe, entre la masse musculaire qui s'insère sur l'apophyse mastoïde et le bord postérieur de la glande parotide, un pont de tissu conjonctif assez ferme, l'injection ne peut parvenir à la surface, elle est obligée de se ramasser sous les muscles et la glande salivaire, le long du digastrique, au-dessus des gros vaisseaux. Dans la gaine même des gros vaisseaux il ne pénètre qu'une faible partie de la masse injectée, vraisemblablement par l'intermédiaire de la gaine de l'artère occipitale. L'infiltration artificielle se limite ici à la partie supérieure du cou.

En arrière, c'est également par la gaine de l'artère occipitale, comme le montre sa coloration intense, que la masse injectée se fait jour entre les muscles ; et par la partie postérieure de l'incisure. L'infiltration forme, entre les muscles de la nuque, trois couches superposées et profondes. La plus superficielle gisait entre le trapèze (cucullaris) et le splénius ; la seconde, entre le splénius et le grand complexus ; la troisième et la plus profonde, entre ce dernier et les muscles courts de la nuque, c'est-à-dire : en haut, les muscles droits et obliques ; en bas et plus éloigné, le transversaire cervical.

« Cette couche profonde est aussi la plus importante et la plus étendue ; elle s'étend de haut en bas des insertions apophysaires des muscles courts de la tête jusqu'à la seconde vertèbre thoracique. Au milieu elle suit le ligament de la nuque ; sa limite latérale court le long des points des processus transverses du cou et des vertèbres thoraciques où s'insèrent les deux groupes de muscles. »

CHAPITRE V

PATHOGÉNIE

Le développement exagéré des cellules mastoïdiennes, l'évidement apophysaire en quelque sorte spontané, telle est la cause principale, cause toute anatomique de la complication de Bezold.

Broca et Lubet-Barbon (1) comparent l'antre mastoïdien au moyeu d'une roue d'où rayonnent de nombreux rayons cellulaires, constitués : en avant par les cellules limitrophes que limite la paroi postéro-supérieure du conduit; en haut par les cellules de la portion écailleuse; en arrière et en bas par les cellules tendant vers l'occiput; enfin en bas par les grandes cellules.

Ce tissu lacunaire de l'apophyse est plus ou moins accusé, non seulement chez les uns ou chez les autres, mais encore sur l'une ou l'autre mastoïde d'un même sujet.

Bezold, sur 400 temporaux, en signale 22, c'est-à-dire 5 pour 100, dans lesquels la pointe de l'apophyse était à ce point cavitaire que la paroi interne au voisinage de l'incisure mastoïdienne présentait la minceur d'une feuille de papier et pouvait être aisément percée avec une épingle.

Cholewa (2) trouve une proportion plus grande de faits ana-

---

(1) Broca et Lubet-Barbon. Suppur. de l'ap. mast. Paris, 1895, p. 10.
(2) Cholewa. *Deutsche med. Woch.*, 1888, p. 1005.

logues : 15 cas sur 150, c'est-à-dire 10 pour 100 et pense que ce nombre est encore trop faible.

D'après les recherches de Zuckerkandl, l'apophyse mastoïde peut revêtir trois aspects différents. Dans 30 à 40 pour 100 des faits observés par lui, elle renferme de nombreuses cavités (type pneumatique). Dans 20 pour 100, il n'y a pas de cellules au-dessous de l'antre, mais seulement un tissu spongieux, analogue au diploë, parfois éburné (type diploïque). Enfin, dans 40 à 50 pour 100 on trouve une disposition mixte.

Seules, les mastoïdes pneumatiques, celles dont les cellules s'accroissent plus ou moins vers la pointe, jusqu'à affleurer la paroi, offrent une disposition essentiellement favorable à l'issue cervicale profonde du pus.

Chez l'enfant, comme l'a bien montré Ricard, l'antre seul existe. Aussi y a-t-il incompatibilité anatomique au développement de la complication de Bezold. Cependant, d'après Broca, cette rareté est parfois exagérée, « passé la première enfance, il n'est pas très exceptionnel que la pointe soit pneumatique, et, à maintes reprises, je l'ai évidée chez des enfants dont le triangle maxillo-pharyngien était indemne de toute lésion (1). »

Toutefois, il n'est pas douteux que la raréfaction osseuse s'accentue avec l'âge et que cet état lacunaire, envahissant progressivement la trame de l'os, prédispose les adultes à l'affection qui nous occupe.

A côté de cette minceur de la paroi, il faut placer également la présence de nombreux orifices vasculaires au niveau de l'incisure et de la rainure digastrique, d'où augmentation de la porosité et facilité de la destruction de l'os.

D'autre part, la structure éburnée de la face externe de la mastoïde contribue à diriger les efforts du pus sur le point faible. Ce fait, que nous trouvons très fréquemment mentionné, a frappé tous les observateurs depuis Bezold lui-même. Cette sclérose osseuse, constitutionnelle, ou due à des inflammations anté-

---

(1) *Loc cit.*

rieures répétées, à des poussées successives de tympano-mastoïdite, oppose au pus intramastoïdien une résistance invincible, à laquelle s'ajoute, plus bas, celle formée par les attaches du sterno-cléido-mastoïdien.

L'obstruction du canal de l'antre agit dans le même sens en provoquant la rétention du pus. Broca signale, outre la formation de granulations et de fongosités, la boursoufflure de la muqueuse et la position de la courte branche de l'enclume au-devant de l'antre. Cependant la rétention n'est pas seule incriminable et la diffusion de l'ostéite, la virulence de l'agent pathogène, comme nous l'avons dit déjà, y ont une part non moins importante.

La complication de Bezold, tout en reconnaissant certaines causes adjuvantes pathologiques, doit surtout sa symptomatologie spéciale à une disposition anatomique particulière des cellules mastoïdiennes.

La même apparence clinique s'observe dans des cas où il y a seulement dénudation de l'os sans perforation. L'infection peut avoir suivi les gaines conjonctives des vaisseaux si nombreux en ce point, ou s'être propagée par phlébite et périphlébite consécutive. Dans ces cas la pression cervicale ne peut pas provoquer le refoulement du pus par le conduit. Mais il nous semble probable que la lamelle osseuse, si mince à ce niveau, ne tarde pas à se nécroser, au contact prolongé du pus situé sur ses deux faces.

Ces abcès profonds peuvent-ils avoir pour origine une périostite propagée de la caisse et du conduit (1), avec ostéite et perforation secondaire de la mastoïde. M. le Pr Tillaux (2) croit pouvoir l'admettre et nous aurions tort d'en récuser la possibilité. Cependant ces faits nous semblent devoir être exceptionnels et ne rien enlever à la complication de dedans en dehors signalée par Bezold.

____

(1) Otite périostique de Duplay : *lr. de chir. Duplay et Reclus*, t. IV, p. 666 ; 723.
(2) TILLAUX. *Tr. de chir. clinique*, 94-97 ; 127-131 ; — *Anatomie topographique*. p. 92, 97, 98.

Dans les observations que nous donnons au pronostic (1), on peut constater à la fois l'imminence de la perforation et la marche des lésions vers l'extérieur.

Au cours des diverses opérations, le stylet, explorant le foyer cervical, ne conduit pas dans la caisse, où le périoste adjacent n'est pas décollé et la lésion intra-mastoïdienne (évidement cellulaire parfois considérable ; fongosités nombreuses) semble bien être primordiale par son importance, corroborée d'ailleurs par des symptômes antérieurs de mastoïdite diffuse ou circonscrite.

Enfin la périostite a pour elle une évolution rapide et inflammatoire qui s'écarte de l'allure lente, au moins subaiguë que nous relevons dans nos observations.

(1) P. 36.

CHAPITRE VI

SYMPTOMES

Luc, dans la description qu'il donne de la mastoïdite de Bezold (1), insiste surtout sur l'allure insidieuse et pour ainsi dire chronique de cette affection.

« Tout en se produisant dans le cours d'une suppuration aiguë ou subaiguë de l'oreille, elle affecte, depuis ses débuts jusqu'à sa terminaison, des allures essentiellement lentes et insidieuses (2) ».

Nous en avons un exemple très instructif dans une des observations inédites (3) dont il nous a donné si aimablement l'entière rédaction. Ce malade, à la suite d'une otite moyenne purulente, datant du mois d'octobre 1893, vit se développer seulement, vers la fin de janvier 1894, un gonflement rétro-auriculaire qui s'étendit plus tard à la moitié correspondante du cou, et ne vint consulter le D' Luc qu'après avoir supporté sa lésion pendant quatre ans.

Cette évolution lente de l'abcès, dès sa formation, est en effet un mode de début assez fréquent et on peut déjà en préjuger l'importance, puisque son caractère sournois tend à retarder une intervention qui ne saurait être trop précoce. Les symptômes de l'otite régressent : la fièvre est tombée, les douleurs ont disparu depuis un temps plus ou moins long, l'otorrhée s'est tarie

---

(1) Luc. *Arch. intern. lar., otol.*, 1896, n° 1.
(2) Luc. *Arch. intern. lar., otol.*. 1896, p. 16.
(3) Obs. 1.

complètement (1), tout au moins présente un débit sensiblement moindre. C'est à ce moment que va se manifester la complication mastoïdéo-cervicale, sans le cortège alarmant des symptômes ordinaires de suppuration. Aucune élévation thermique, aucun trouble du côté du système nerveux ou de l'appareil gastro-intestinal.

Au lieu même de la suppuration commençante, la douleur est, pour ainsi dire, absente. A peine si le malade ressent une vague sensibilité. C'est plutôt un endolorissement qui siège soit en arrière, soit au-dessous de la pointe de la mastoïde, derrière l'angle de la mâchoire, parfois au niveau des insertions mastoïdiennes du muscle sterno-cléido-mastoïdien. Aussi voyons-nous le Dr Mignon, dans son ouvrage sur les suppurations de l'oreille moyenne, noter que certains malades souffrent si peu qu'ils s'étonnent à la proposition d'une opération (2) : conclusion naturelle et grave.

La moindre gêne intra-musculaire doit attirer l'attention et faire explorer soigneusement la région mastoïdienne, surtout si l'on constate en même temps un écoulement d'oreilles. Cette gêne se caractérise surtout pendant les mouvements de rotation de la tête (3); parfois même la tête se raidit dans une inclinaison vers l'épaule (4). D'autres fois, on constate une gêne dans les mouvements de la tête et de la mâchoire inférieure (5).

Ces phénomènes précèdent d'un temps plus ou moins long les modifications objectives que nous allons décrire. Deux, trois semaines peuvent se passer. On voit alors la partie supérieure du muscle sterno-cléido-mastoïdien se soulever peu à peu. La palpation donne au doigt l'impression d'un œdème dur des téguments. Aucune fluctuation, le plus souvent, ne peut être

----

(1) Knapp. Obs., p. 39.
(2) Mignon. Des principales complications septiques des otites moyennes suppurées, p. 317.
(3) Mendel. Obs. XXXVIII.
(4) Ouston. Obs. XXVI.
(5) Collinet et Martin. Obs., p. 37.

perçue, ni superficielle, ni profonde. Ce gonflement dur s'étend
progressivement, comble même le creux rétro-maxillaire et
masque la saillie conique de la mastoïde. « On songe naturel-
lement à une complication mastoïdienne et l'on explore l'apophyse, mais on n'y trouve ni douleur à la pression, ni gonflement, ni œdème (1) ». L'apophyse paraît donc saine et la lésion
semble siéger au-dessous d'elle.

Cette intégrité de la surface externe de la mastoïde, qui
forme un contraste visible avec la tuméfaction sous-jacente,
est signalée par la plupart des observateurs. Bezold avait remarqué déjà que le foyer purulent, situé sous un triple plan
musculaire, pouvait difficilement se frayer une voie qui l'ame-
nât à la superficie. Cependant, il existe quelques cas exceptionnels à l'encontre de cette loi générale. Tantôt il se forme un
véritable abcès superficiel (2); tantôt la région présente un
gonflement œdémateux, l'incision montre seulement des tissus
épaissis (3).

Plus tard, la collection purulente profonde, évoluant vers des
régions plus superficielles, soit qu'elle vienne faire saillie dans
le pharynx, soit qu'elle déborde en avant ou en arrière les bords
libres du muscle sterno-cléido-mastoïdien, peut rendre mani-
festes les signes de fluctuation. La lecture d'observations diverses, autant que ses constatations personnelles, ont attiré
spécialement l'attention de Luc sur l'espace de temps parfois
considérable, des semaines et même des mois, qui s'écoulait
entre l'apparition du gonflement cervical et la formation d'une
collection fluctuante.

Que cette fluctuation ait ou non été constatée, un phénomène particulier peut s'observer, phénomène que le malade

---

(1) Luc. *Arch. intern. lar.*, *olol.*, 1896, p. 16.
(2) Mignon. Obs. XXII. — Hegetschweiler. Obs. XXIV. — Ouston. Obs. XXVI.
— Luc. Obs. XXVII. — Obs. XXXVII. — Gradenigo. Obs. XL. — Vulpius. Obs. XLI.
— Kiesselbach. Obs. XLVIII.
(3) Mignon. Obs. V. — Luc. Obs. VIII. — Mc Kernon. Obs. XXXIV. — Guttmann.
Obs. XLIV.

signale parfois le premier au médecin, ainsi que nous le lisons dans l'observation du Dr Mendel (1) et dans celle du Dr Burnett (2). Une pression forte, exercée au niveau de la tuméfaction cervicale, provoque l'issue d'un flot de pus par la perforation tympanique (3) ou par l'antre (4), si celui-ci est ouvert. La poche cervicale s'est vidée dans l'apophyse par la perforation osseuse et le pus, sous pression, trouvant la voie libre dans l'antre et dans la caisse, a jailli à travers la déchirure tympanique. Cet excès de tension dans la caisse du tympan provoque la compression de la fenêtre ovale et peut, mais pas toujours, s'accompagner de bourdonnements et de vertiges (5).

Dans un cas récemment observé par le Dr Ménière (6), chez une femme de 38 ans, la malade, pendant cette recherche, percevait seulement dans la caisse « un léger craquement », dû vraisemblablement à une communication entre l'abcès cervical et la caisse.

Un fait, digne d'être rapporté ici, est l'issue intermittente du pus hors du conduit auditif, en l'absence de toute pression extérieure, par la seule distension des buccinateurs. L'observation du Dr Burnett (7), bien que sujette à caution sur le siège bezoldique de la perforation apophysaire, nous en fournit un exemple. La collection purulente reposait sur le constricteur supérieur. Aussi l'auteur trouve l'explication de ce phénomène dans l'action antagoniste de ce muscle, séparé seulement du buccinateur par le ligament ptérygo-maxillaire.

Quoi qu'il en soit de ses diverses modalités, ce symptôme, hâtons-nous de le dire, n'est ni constant, ni absolument patho-

---

(1) Mendel. Obs. XXXVIII.
(2) Burnett. Obs. XLIX.
(3) Lichwitz. Obs. IX. — Cholewa. Obs. XII. — Tissot. Obs. XXIX. — Mendel. Obs. XXXVIII. — Moos (?). Obs. XXXIX — Kretschmann. Obs. XLIII. — Kiesselbach. Obs. XLVIII. — Burnett. Obs. XLIX.
(4) Luc. Obs. VIII. — Guye. Obs. XV. — Luc. Obs. XXXVII. — Vulpius. Obs. XLI. — Guttmann. Obs. XLIV. — Guye. Obs XLVI.
(5) Collinet. *Loc. cit.*
(6) Ménière. Obs. II.
(7) Burnett. Obs. XLIX.

gnomonique. Il n'est pas contant: parce que la perforation tympanique est, dans certains cas, soit cicatrisée, soit trop étroite
pour le libre écoulement du pus ; ou parce que l'antre est plus
ou moins obstrué par des végétations et des fongosités, ou enfin
parce que le pus n'est pas suffisamment collecté. Citons le fait
exceptionnel d'une lamelle osseuse établissant l'occlusion absolue de l'antre. Toutefois, une recherche très minutieuse révè-
lera souvent à l'explorateur « un point bien déterminé et assez
circonscrit de la région infiltrée dont la pression détermine la
sortie du pus (1) ». Nous constatons, d'ailleurs, ce symptôme
dans plusieurs de nos observations, et il est probable qu'il serait
signalé plus fréquemment si une attention plus perspicace avait
été apportée à sa recherche parfois délicate.

Quant à sa valeur pathognomonique, nous la discuterons au
diagnostic. Cependant, sa présence, dans le tableau symptomatique que nous venons d'esquisser, peut être considérée,
d'après Luc, comme caractéristique et venant ratifier ou affirmer l'hypothèse de la perforation de Bezold.

Cette évolution clinique peut, dans certains cas, revêtir un
aspect plus insidieux encore et cela, autant par l'absence de
réaction qui accompagne l'extension du pus que par l'absence
des troubles tympano-mastoïdiens primitifs.

Il est des cas de mastoïdites soi-disant primitives, dans lesquels rien du côté de l'oreille n'a pu faire soupçonner la marche
de l'infection ; ou bien l'étape auriculaire a été si éphémère
qu'elle a été méconnue. La phase mastoïdienne, pouvant ne
survenir qu'au bout de trois mois et plus, offre la même torpeur.
Le malade éprouve seulement une sensation pénible dans les

---

(1) Luc. *Arch. intern. lar., otol.*, 1896, p. 19.

mouvements du cou, un peu de douleur à la pointe de la mastoïde. Le tout passe inaperçu.

Seulement on constate un peu d'empâtement en arrière et au-dessous de la pointe mastoïdienne. Les douleurs, si elles existaient, cessent avec la perforation de la coque osseuse ; celle-ci est suivie d'un gonflement plus ou moins apparent, sans fluctuation précise, au voisinage de l'apex. L'abcès cervical est constitué, le malade, inconscient du danger qui le menace, laisse évoluer la complication mastoïdéo-cervicale dont la marche torpide peut avoir causé des ravages considérables alors que l'attention est seulement mise en éveil.

L'actinomycose, affection rare, du moins au niveau de l'oreille moyenne, peut provoquer un abcès profond du cou par propagation directe. Le siège de la perforation, l'évolution insidieuse en font une véritable mastoïdite de Bezold. Quelques caractères peuvent faire reconnaître la nature spéciale de l'agent morbide.

Pas ou presque pas de douleur. Le gonflement présente une induration particulière ; il envahit lentement les tissus jusqu'à occuper toute la région cervicale, non toujours d'une façon uniforme, mais pouvant se répartir en plusieurs tuméfactions voisines. La peau réagit plus souvent, œdématiée, rouge livide, faisant prévoir une issue spontanée du pus qui s'est collecté. Peut-être alors l'apparence du pus grumeleux, jaune verdâtre, aidera-t-elle à conclure, mais c'est au microscope qu'il appartient de trancher toute hésitation en montrant la présence des actinomycétes.

REINHARD (*Ann. des mal. de l'oreille*, 1897, p. 264). — Présentation d'un malade atteint d'abcès cervical profond à la suite d'une otite moyenne purulente.

Infiltration très étendue, non fluctuante, atteignant la clavicule et le manche du sternum. Le 25 mars on ouvre l'apophyse mastoïde et on y trouve une perforation grosse comme un pois, d'où s'échappe du pus jaunâtre. Incision et drainage de l'abcès le 10 et le 23 avril. Il existe encore de l'infiltration et des granulations.

Après l'examen du pus par Ten Siethoff, le diagnostic d'actinomycose semble probable mais non absolument établi.

Symptômes accompagnant l'extension du phlegmon cervical.

Au début, le foyer purulent siège dans la fosse digastrique, il est sous-rétro-mastoïdien. Mais le pus peut fuser dans différentes directions et manifester sa présence par des phénomènes objectifs et subjectifs, spéciaux à chaque localisation.

On a cherché à donner une raison à la diversité de ces trajets suppuratifs. On a incriminé la position habituelle des malades au lit. La situation de la perforation mastoïdienne, plus ou moins en arrière, plus ou moins rapprochée de la pointe apophysaire a peut-être plus de valeur. On peut concevoir que l'orifice osseux, siégeant au niveau même des insertions musculaires, soit du digastrique, soit du sterno-cléido-mastoïdien, puisse ouvrir au pus une voie libre dans la gaine de ces muscles ; ou la perforation est en dehors et le pus s'infiltre dans la nappe celluleuse profonde.

Cependant on accorde peu de crédit à ces données plus anatomiques que cliniques. L'état inflammatoire des tissus, la virulence de l'agent pathogène sont des causes beaucoup plus importantes qui troublent l'ordonnance des régions profondes et rendent souvent inefficaces les barrières aponévrotiques.

Le pus descend progressivement sous le sterno-cléido-mastoïdien. Le soulèvement du muscle s'étend ainsi jusqu'au milieu du cou et la tuméfaction peut gagner la clavicule. Le

plus souvent, le foyer suppuratif ne reste pas sous le muscle ;
il le déborde, soit en avant, au niveau de la fosse rétromaxillaire, soit en arrière dans le triangle trapézo-mastoïdien,
formant là un bloc d'infiltration limité en haut par la base du
crâne. La douleur locale est plus vive, le torticolis plus accen-
tué, mais surtout la fluctuation est plus nettement perceptible,
fait favorable à l'intervention.

L'extension postérieure peut être plus envahissante. Lorsque
le pus, après s'être infiltré entre les plans musculaires de la
nuque, atteint la colonne cervicale, le gonflement, qui occupe
tout ce côté de la nuque jusqu'à la ligne médiane, contraste avec
l'aspect du côté sain. Souvent considérable, il est parfois nul
cependant, comme nous avons pu le constater dans l'observation de Vulpius (1). Dans ce cas, en dehors de l'abcès sous
périosté rétro-auriculaire, « aucun symptôme ne décelait, pour
l'issue du pus, une autre région de la mastoïde. »

La peau présente, plus ou moins tôt, un œdème assez marqué
mais dur. La rigidité de la nuque est absolue. Il existe un point
occipital extrêmement douloureux qui provoque parfois une
insomnie très pénible.

Ici, comme dans le cas précédent, l'infiltration purulente peut
dépasser les limites cervicales. En avant, le pus, devenu superficiel, peut se faire jour à la région mammaire (2). En arrière,
il peut suivre les muscles des gouttières vertébrales, atteindre
la région lombaire (3). C'est dans ces cas, où l'on est consulté
tardivement et où la lésion initiale est peu ou pas apparente,
que des incisions multiples, au niveau des foyers erratiques,
n'ont d'autre résultat que de créer des fistules intarissables et
que de retarder la seule opération qui puisse amener une
guérison radicale (4).

---

(1) Vulpius. Obs. XLI.
(2) Luc. Obs. I.
(3) Brun in Collinet. Obs. XLV.
(4) Luc. Obs. I.

Si le pus s'est frayé une voie en dedans et en arrière jusqu'à repousser les parois postéro-latérales du pharynx, on constate les troubles ordinaires des adénophlegmons rétro-pharyngiens : gène et douleur dans la' déglutition, troubles de la respiration. L'abcès bombe dans le pharynx, où il peut s'ouvrir spontanément. La pression, à ce niveau, s'accompagne de vives douleurs, et, comme celle exercée au niveau de la tuméfaction cervicale, peut provoquer l'issue du pus par le conduit.

Enfin la progression du pus vers les voies aériennes peut, quoique rarement, provoquer des troubles dyspnéiques ou s'accompagner de graves complications pulmonaires. C'est à la suite de cette malheureuse éventualité que succomba la malade de Thiry (1). Une observation de Jacoby rapporte également une fusée du pus s'étendant sur les lames thyroïdiennes jusqu'à la ligne médiane.

Ces faits, comme ceux de migration médiastinale, sont exceptionnels, étant surtout imputables à l'abandon à elle-même de l'affection qui ne progresse qu'autant qu'une complication grave ne vient pas enrayer son évolution par un dénouement fatal, ou qu'une intervention précoce n'arrête pas le processus migrateur.

---

(1) Thiry. Obs. L.

CHAPITRE VII

MARCHE

La marche du phlegmon cervical est le plus souvent lente.
« Entre la première apparition du gonflement sous-mastoïdien
et la constitution d'une collection fluctuante, plusieurs semaines
ou même plusieurs mois s'écoulent (1). »

Ce caractère insidieux de l'évolution permet, d'autant plus
facilement, l'extension des lésions que nous venons de parcourir. Aussi est-il fréquent de voir coïncider des migrations puru-
lentes dans des régions opposées. Un foyer qui se cache sous
les muscles de la nuque ne s'oppose ni à l'existence d'un abcès
rétro-maxillaire, ni à l'apparition du pus derrière les parois du
pharynx. On juge du labeur pénible que peuvent donner à l'opé-
rateur les cas de ce genre, où l'on doit poursuivre minutieusement les moindres infiltrations intermusculaires et multiplier
les débridements complémentaires.

Le dernier malade de Luc (2) nous fournit un bel exemple de
cette marche essentiellement insidieuse et des progrès désastreux
qui l'accompagnent en l'absence d'un diagnostic précoce. Pendant quatre ans, ce malade fut seulement traité par des incisions cervicales qui ne pouvaient atteindre la cause des lésions.
Aussi son cou présenta bientôt un aspect lamentable : décollements profonds en tous sens, larges pertes de substances qui

____

(1) Luc. *Arch. intern. lar., olol.*, 1896, p. 18.
(2) Luc. Obs. I.

furent en partie comblées par des greffes, persistance du trajet fistuleux. Ce n'est donc qu'au bout de quatre années que le Dr Luc, voyant le malade pour la première fois, rattacha cette suppuration cervicale chronique à l'otorrhée qui avait jusque là passé inaperçue et eut le bonheur, à la suite d'une opération laborieuse mais complète, de lui obtenir une pleine guérison.

L'évolution n'est pas toujours lente et sans réaction. La complication de Bezold, se greffant d'habitude sur une suppuration mastoïdienne aiguë ou au moins subaiguë, peut elle-même prendre sa part de ce caractère inflammatoire plus ou moins accusé. La douleur est assez vive dans la région de l'incisure. La fièvre, peu intense, reste stationnaire ou tend à s'élever. Les douleurs peuvent augmenter d'intensité, s'accompagner d'insomnies, de quelques troubles gastro-intestinaux. L'empâtement diffus sous-mastoïdien permet de déceler au bout de quelques jours, une semaine, la fluctuation profonde.

Un pas de plus et de véritables symptômes de pyohémie apparaissent. Outre la virulence spéciale de certains agents pathogènes, qui donne, dès le début, au phlegmon cervical, une allure rapide et inquiétante, il faut aussi se rappeler la richesse de la région cervicale profonde en vaisseaux sanguins et lymphatiques, d'où les phénomènes de résorption septique qui accompagnent un séjour prolongé du pus à leur contact.

Les oscillations de la température atteignent parfois plusieurs degrés. Les frissons sont plus ou moins intenses et répétés ; les fonctions digestives, urinaires, profondément troublées. Enfin on peut observer des manifestations métastatiques simplement inflammatoires, ou au contraire suppuratives.

Un des malades de Guye (1) présenta des oscillations pyohémiques pendant quatorze jours, malgré l'ouverture des cellules mastoïdiennes. Nous rappelons ici les cas d'Hegeitschweiler (2), de Burnett (3), et un cas de Moos. Brieger en rapporte une obser-

---

(1) Guye. Obs. XV.
(2) Hegetschweiler. Obs. XXIV.
(3) Burnett. Obs. XLIX.

Fournié.   3

vation analogue, dans laquelle des frissons violents et répétés pouvaient faire croire à une phlébite jugulaire.

Dans d'autres cas, les tissus sont le siège d'un envahissement rapide. La peau réagit davantage, œdémateuse et douloureuse ; l'état général est mauvais. Cette allure grave donne l'éveil, incite à examiner l'urine du malade. Là se trouve parfois, comme dans la première observation de Luc (1), l'explication des phénomènes observés. Le diabète est en effet un élément redoutable de gravité. Sous son influence le travail suppuratif accomplit d'un jour à l'autre des progrès effrayants. Les tissus infiltrés laissent s'écouler une sérosité claire, louche, puis purulente, d'odeur fétide. La lésion osseuse s'étend rapidement à tout le cône mastoïdien et le siège primitif de la perforation n'est guère reconnaissable si on laisse évoluer le processus gangréneux.

Ces formes sont rares. Outre le cas de Luc, nous pouvons citer celui du Dr Brun (2) rapporté dans la thèse du Dr Collinet et dans lequel il a suffi de quelques jours à l'infiltration phlegmoneuse pour s'étendre à la nuque, au dos et jusqu'à la racine du membre inférieur. Chez un malade de Kirchner la carie avait altéré en grande partie l'os temporal. Enfin dans un cas auquel nous ferons allusion plus loin, chez une femme diabétique, la marche semblait devoir subir l'influence de la glycémie si une opération hâtive faite par le Dr Luc n'en eût pas enrayé les progrès, avant même la perforation de la mastoïde, qui était imminente.

La perforation de Bezold ne s'oppose pas à la perforation de la face interne et crânienne de la matoïde. Il semble même, dit

---

(1) Luc. Obs. XXXVII.
(2) Brun in Collinet. XLV.

Luc, qu'il y ait fréquente coïncidence de grosses complications intra-crâniennes dans cette forme de mastoïdite et que les suppurations mastoïdiennes qui l'engendrent ont une tendance marquée à la diffusion rapide des germes infectieux.

Dans ces cas complexes (1), la coexistence d'un abcès sous-dural, d'un foyer cérébral ou cérébelleux, d'une méningite suppurée plus ou moins étendue, d'une thrombo-sinusite, change nécessairement l'allure et l'évolution de l'affection et y joint des troubles particulièrement graves qui aboutissent souvent à une terminaison fatale. En faire l'étude serait sortir de notre sujet. Nous signalerons seulement, en cas d'abcès encéphalique, la longue et insidieuse période prodromique, sur laquelle insiste spécialement le D\u2009Luc, marquée par une céphalalgie vague mais persistante, par un malaise général, un affaiblissement progressif du malade (2).

Dans un de ces faits, dont nous rapportons l'observation (3), les symptômes cérébraux s'étaient amendés avec l'apparition du gonflement cervical. Il est vraisemblable, dans les cas de ce genre, que l'abcès mastoïdéo-cervical, consécutif à la lésion endo-crânienne, joue alors un rôle important de dérivation. Le malade échappe, au moins pour un temps, aux dangers de la rétention, et cet instant de répit, permettant une intervention, peut devenir son salut.

(1) Knapp. Obs. III, X. — Buys. Obs. VII. Wagenhauser. Obs. XLVII. — Luc. Obs. VIII. — Kirchner. Obs. XXV. — Ouston. Obs. XXVI. — Tissot. Obs. XXIX. — Grunert et Meier. XXXI. — Boeke. Obs. XXXV. — Holt. Obs. XXXVI. — Brun in Collinet. Obs. XLV. — Gradenigo. Obs XXIV. — Tiry. Obs. L.
(2) Luc. Obs. VIII.
(3) Knapp. Obs. III.

CHAPITRE VIII

PRONOSTIC

On peut dire que le pronostic de cette affection est en rapport direct de la précocité de l'intervention. Elle seule peut enrayer l'extension profonde du phlegmon cervical et les ravages étendus qui en sont la conséquence.

Broca le fait remarquer avec juste raison : « Jusqu'à ces dernières années au moins, les chirurgiens en présence d'un abcès maxillo-pharyngien, ne songeaient pas assez à explorer et à trépaner au besoin l'apophyse ; par contre les auristes ne se décidaient pas toujours assez vite à examiner et à drainer l'espace maxillo-pharyngien, et tous deux, péchant par omission, passaient à côté du succès en laissant le pus diffuser, causer des lésions mortelles (1). »

Il est certainement des cas défavorables dans lesquels la virulence de l'agent pathogène et surtout la débilité du terrain sur lequel il évolue, viennent assombrir le pronostic. Le diabète y a une large part et nous avons déjà cité quelques observations probantes à cet égard.

Néanmoins, dans la plupart des cas, un diagnostic prompt, une intervention hâtive, peuvent et doivent arrêter l'envahissement des tissus et enlever à la complication de Bezold le caractère de gravité qui ressort de son allure insidieuse.

Les faits que nous relatons ici, faits dans lesquels la perfo-

---

(1) Broca. *Arch. inter. lar., otol.*, 1896, p. 572.

ration était imminente, montrent la possibilité de parer au mal dès le début, d'éviter ainsi au malade une opération parfois très laborieuse et grave et de poser par le fait un pronostic essentiellement favorable.

Collinet et Martin (*loc. cit.*, p. 110). — M. Félix, 34 ans, sujet aux angines, alcoolique... Sans cause appréciable, il est pris, au début de novembre 1896, de bourdonnements d'oreille du côté droit et d'une surdité légère de ce côté. Une huitaine de jours après, des douleurs se manifestent dans l'oreille droite, d'abord sourdes et intermittentes, puis continues et assez vives (piqûres, élancements). A ce moment elles n'irradient pas vers les régions voisines.

Au début de décembre 1896, les douleurs s'étendent à tout le côté droit de la tête, surtout derrière l'oreille et la mâchoire inférieure. Insomnies. Perforation spontanée. Ecoulement, sans régression notable des douleurs... Le malade dit avoir de la fièvre, le soir, depuis quelques jours. Il se présente, le 8 décembre, à la clinique du Dr Castex.

Le conduit auditif est rempli de pus épais, jaunâtre. Après l'avoir nettoyé, on voit le tympan rouge, recouvert, par places, de débris épidermiques blanchâtres. La membrane paraît épaissie, elle bombe en dehors et est perforée à la partie antéro-inférieure... Pas de chute de la paroi postérieure. La région mastoïdienne paraît normale, les téguments sont sains et la pression au lieu d'élection ne provoque pas de douleur nette.

L'acuité auditive est très diminuée. Le diapason n'est entendu qu'à quelques centimètres de l'oreille. La transmission des vibrations par voie osseuse est également presque abolie.

Vers le milieu de décembre, les douleurs augmentent encore d'acuité, les phénomènes de mastoïdite s'accusent. La *pression au niveau de l'antre éveille une douleur très vive ; les téguments sont rosés et œdémateux, mais peu tuméfiés.* La chute de la paroi postérieure du conduit, très accentuée, masque en partie le tympan. La pression du stylet fait constater l'œdème de cette paroi et éveille une douleur aiguë, tandis que la pression de la paroi antérieure n'est pas douloureuse. Opération refusée ; lavages et bains d'oreille à l'eau boriquée, instillations de glycérine phéniquée à 1/20.

Le malade est revu le 5 janvier 1897. Douleurs toujours très violentes, écoulement abondant par le conduit. *Un gonflement rouge, œdémateux, existe en arrière de la mastoïde et au niveau de l'extrémité supérieure du sterno-mastoïdien. Ce gonflement est non seulement sous-cutané mais sous-musculaire* et descend un peu au-dessous de la pointe de la mastoïde. La *pression, en arrière de l'apophyse est extrêmement douloureuse, beaucoup plus que la pression sur la face externe.* En aucun point on ne trouve de fluctuation nette. Cette douleur rétro-mastoïdienne et ce gonflement sont apparus depuis quelques jours... *Grande gêne dans les mouvements de la tête et de la mâchoire inférieure.*

L'opération est pratiquée, le 7 janvier, par M. Martin, dans le service de M. le Dr Quénu, à l'hôpital Cochin.

Incision rétro-auriculaire jusqu'à la pointe de la mastoïde... La corticale n'est pas perforée. Ouverture de l'antre, élargi et rempli de pus. Toute la mastoïde est pleine de pus et de fongosités... Toute la paroi externe de la mastoïde est enlevée jusqu'à la pointe, où on trouve les cellules très altérées. La cavité de l'os est creusée avec précaution à la curette. Il y a une perte de substance très étendue ; le sinus latéral n'est cependant pas mis à nu. *L'apophyse paraît perforée spontanément à l'union de son bord postérieur et de sa face interne un peu au-dessus de la pointe. En tout cas la corticale est très altérée et friable à ce niveau ; après l'évidement elle apparaît nettement perforée.*

Les attaches du sterno-mastoïdien présentent une légère infiltration œdémateuse au niveau de la pointe. Une contre ouverture est faite sur la tuméfaction en arrière de la mastoïde à travers les parties molles et, notamment, l'extrémité supérieure des muscles s'insérant en ce point. *On ne trouve pas de pus mais un aspect lardacé rappelant celui des phlegmons avant que le pus en soit collecté. Le doigt introduit dans la contre-ouverture sent nettement l'extrémité de la sonde engagée dans la perforation de la face interne de la pointe.*

... Stacke, curettage de la caisse... pansement...

Guérison.

BROCA (*Arch. intern. lar., otol.*, 1896, p. 573). — Le colonel X... a été atteint de la grippe en janvier 1895. Il n'eut pas d'otorrhée, mais souffrit à ce moment de douleurs dans l'oreille gauche, et surtout autour d'elle, avec exacerbations de temps à autre. L'audition diminua beaucoup...

Le 29 mars il consulta le Dr Potiquet... pas de douleur provoquée par la pression ou la percussion autour de l'oreille ; tout le fond du conduit est occupé par des masses pseudo-membraneuses blanchâtres très adhérentes qui masquent complètement la membrane du tympan... Le cathétérisme de la trompe fait percevoir quelques râles muqueux ; à sa suite, la portée auditive est accrue (voix chuchotée à 1 mètre).

Instillations de glycérine bicarbonatée chaude.

Douches d'air avec la poire de Politzer (2 fois).

17 avril. — Les douleurs rétro-auriculaires sont devenues continues et plus intenses, elles irradient vers la nuque.

Il y a quelques jours est survenu un frisson assez violent. Le malade a la fièvre tous les soirs (de 38 à 39), des sueurs abondantes la nuit ; perte d'appétit, langue saburrale très épaisse, amaigrissement rapide.

Le conduit auditif est un peu plus étroit que celui du côté opposé et la peau y est un peu rosée, mais il n'y a pas de chute de la paroi postéro-supérieure.

La membrane du tympan est de courbure normale mais uniformément rosée et comme œdématiée; pas de triangle lumineux. Le Dr Chenet que le malade a consulté à son passage à Paris, ayant alors constaté une douleur à la pression de l'apophyse, de concert avec le Dr Potiquet, le malade m'est adressé avec le diagnostic suivant : otite moyenne catarrhale tendant à la résolution au niveau de la caisse, mais avec foyer de suppuration de la mastoïde, sans communication avec la caisse.

Le 18 avril, je constatai, outre cette douleur à la pression, que la peau rétro-auriculaire était un peu épaissie, moins facile à plisser que du côté opposé, un peu rouge ; le pavillon n'était d'ailleurs nullement décollé.

En présence de ces symptômes, je confirmai le diagnostic de mes confrères et, le 20 avril, je pratiquai la trépanation au lieu d'élection. La corticale, dénudée à la rugine, apparut tout à fait saine : il n'y avait même pas d'infiltration lardacée du périoste. Je dus traverser au moins 5 millimètres d'os pour arriver à l'antre : dans cette cavité, je trouvai du pus, qui remplissait les cellules volumineuses de la pointe. Je fis sauter la face externe de cette pointe et, cela fait, j'eus sous les yeux une vaste cavité osseuse, à la face interne de laquelle, *un peu au-dessus de la pointe, la curette sentit, à travers une perforation, ayant environ les dimensions d'une pièce de 20 centimes, les parties molles dépressibles. Il n'y avait d'ailleurs aucun décollement sous-périostique* autour de cette perforation.

L'opération amena la chute immédiate de la température et la cessation de tous les troubles locaux et généraux. La cavité tamponnée à la gaze iodoformée mit 5 semaines à se combler.

A aucun moment il n'y a eu d'otorrhée.

Le 1er janvier 1896, j'ai reçu des nouvelles de mon opéré, en excellent état local et général.

Knapp (z. f. Ohr., 1896, t. 28, p. 201. Arch. f. Ohr., t. 41, p. 159). — 1er cas : *Inflammation aiguë et purulente de l'oreille moyenne avec participation de l'apophyse. Adénite. Paralysie faciale. Opération suivie de guérison.* — Jacob K..., juif, 37 ans. Aucun antécédent héréditaire. Bien portant jusqu'au 22 septembre 1895. Alors douleurs subites dans l'oreille droite, ayant pris un bain la veille. Deux jours après, otorrhée avec rétrocession des douleurs. Onze jours plus tard, les douleurs réapparaissent dans l'oreille et s'étendent à la tête. Il est reçu à l'hôpital le 6 août 1895.

Écoulement purulent à droite. Sensibilité de l'apophyse, surtout à la pointe et en arrière. Étroitesse du conduit auditif. Destruction du tympan à la partie inférieure. Audition assez bonne. Température : 38°,1 le soir. Urines normales.

A la suite d'un traitement local et de repos, la douleur disparait rapidement, il sort le 10 août.

Le 21 *août*, il ressent de violentes douleurs dans la mastoïde. Otorrhée abondante pendant 2 jours.

Le 24 *août*, rougeur et gonflement au niveau et au-dessous de la mastoïde, se propageant au côté correspondant de la face. La peau, molle et sensible, garde l'impression du doigt. Pas de fluctuation. Écoulement moindre. Température : 37°,8.

Le 25 *août*, adénite de la grosseur d'une noix, derrière l'angle de la mâchoire. Paralysie faciale. Légère otorrhée. Gonflement des parois du conduit.

Opération, le 26 *août*... Ouverture de l'antre qui est trouvé vide. Les cellules qui se trouvent au-dessous contiennent du pus épais ; à la pointe surtout des fongosités. Une sonde pénètre facilement, à travers la pointe, dans la fosse digastrique. Les insertions du sterno-cléido-mastoïdien et du digastrique sont détachées et on résèque toute la table externe de l'apophyse. Sur la paroi interne était une large perforation. Mais il n'y a pas de pus dans la fosse digastrique et la pression exercée de bas en haut sur la paroi supérieure des muscles désinsérés n'y provoque aucun écoulement de pus... Pendant le curettage de la cavité mastoïdienne, un flot de sang noir jaillit subitement. Cette hémorragie due à la blessure du sinus est facilement arrêtée par tamponnement.

Pas de réaction fébrile. Le gonflement diminue.

Le 29 *août*, changement de pansement ; pas d'hémorragie ; la plaie a bon aspect. Température normale ; état général bon...

Le 14 *septembre*, exeat. La plaie est presque fermée. Plus de douleur. Plus d'écoulement d'oreille. Parésie faciale.

Revu le 22 *novembre*. La paralysie faciale a disparu. Audition bonne.

Revu le 25 *janvier* 1893. Guérison complète. Aucune douleur depuis l'opération.

KNAPP (*Arch. of ot. New-York*, 1893, p. 150). — Anthony Saunders, 43 ans, de New-York, vint me trouver le 8 avril 1890...

Son mal avait débuté par des étourdissements et des douleurs dans la région occipitale gauche. Pas de coryza. Le jour suivant, douleur dans l'oreille gauche. Celle-ci s'accroît pendant une semaine ; il en est de même des étourdissements et des douleurs occipitales. Le malade consulta un spécialiste qui le traita pendant 5 semaines et fit plusieurs paracentèses successives. La douleur ne fit qu'augmenter et le malade me fut adressé.

Je constatai un libre écoulement de l'oreille et un gonflement des parois du conduit près de la caisse. J'ordonnai des bains chauds de l'oreille et des astringents. La céphalalgie diminua ; aucun autre symptôme.

Deux semaines après, le tableau changea : l'écoulement se tarit, les maux de tête devinrent violents ; le gonflement *mastoïdien s'accrut et prit de l'extension* vers le cou. Grande sensibilité à la pression sur la mastoïde et sur *la partie supérieure du sterno-cléido-mastoïdien. La région était rouge et dure.* Pas de nausées ni de vertiges ; aucune élévation de température locale. J'avertis le malade qu'une opération était inévitable et sur son consentement je la pratiquai, le 20 avril, à l'Institut ophtalmologique et otologique de New-York.

Ayant diagnostiqué une suppuration de l'attique dans laquelle *le pus, emprisonné dans la mastoïde, cherchait à se frayer une issue dans la fosse digastrique à travers la paroi interne de la pointe, le traitement rationnel était : de ne pas attendre cette perforation* et l'extension du pus entre les aponévroses du cou ou dans la cavité crânienne, mais de lui ouvrir une large issue à l'extérieur. Il fallait donc trépaner la mastoïde, non à la pointe, malgré le gonflement et la douleur, mais à proximité de la source de la suppuration, au niveau de l'antre et de l'attique.

C'est ce que je fis, derrière les attaches de l'oreille, au niveau de la paroi supérieure du conduit. Je trouvai le pus après avoir enlevé 4 à 5 millimètres d'os sain et dur ; j'agrandis l'ouverture par l'ablation d'une portion osseuse en forme de coin à sommet dirigé vers la pointe mastoïdienne. Il y avait dans l'antre et les cellules adjacentes abondance de pus.

Guérison rapide et complète, disparition des douleurs d'oreille et de la céphalalgie ; le lendemain cessation de l'écoulement ; pouls et température normale. Douze jours après enlèvement du drain. La plaie est fermée le dix-neuvième jour. Aucune sensibilité de la mastoïde. Audition bonne.

CHAPITRE IX

DIAGNOSTIC

« Quelque rare que soit la mastoïdite de Bezold, on doit y penser en présence de tout gonflement se montrant au-dessous de la pointe mastoïdienne dans le cours ou le décours d'une suppuration de l'oreille (1). »

C'est pour ne pas avoir suivi, dans toute sa rigueur, cette règle de conduite que l'intervention tardive a parfois rencontré de grandes difficultés devant l'extension des lésions ; qu'elle n'a pu même enrayer une évolution fatale et que le chirurgien a loyalement confessé qu'un diagnostic précoce, dont la difficulté n'empêchait pas la possibilité, eût, peut-être, sauvé son malade (2).

Nous ajouterons qu'en dehors même de toute manifestation auriculaire, au moins apparente, il faut penser à l'origine otico-mastoïdienne et à la perforation possible de l'apophyse.

Quoi qu'il en soit, dès qu'on soupçonne l'abcès mastoïdéocervical, qu'il y ait une fluctuation profonde ou seulement une infiltration plus ou moins prononcée, c'est le conduit auditif et l'appareil de l'audition qu'il faut interroger d'abord, aussi bien leur état actuel que leur passé. Fort de ces renseignements, on reviendra à la lésion cervicale pour en approfondir les caractères et les rapports.

---

(1) Luc. *Arch. intern. lar., otol.*, 1896, p. 18.
(2) Luc. *Arch. intern. lar., otol.*, 1896, p. 11, obs. XXXVII.

L'importance du passé auriculaire du malade est bien mise en évidence dans ces cas, peu fréquents il est vrai, où la complication de Bezold survient au cours d'une mastoïdite latente soi-disant primitive.

Une sensation pénible dans les mouvements du cou, une légère douleur au sommet de la mastoïde, un peu d'empâtement en arrière et au-dessous de la pointe apophysaire (1) : tous ces troubles ne sont pas jugés dignes d'attention ou sont rapportés à des névralgies, à des douleurs rhumatismales.

Il faut alors remonter à deux, trois mois en arrière. On dépistera ainsi « une gène de l'audition, des bourdonnements ou plutôt des battements isochrones à ceux du pouls, des douleurs plus ou moins vives, plus ou moins continues, mal localisées siégeant à la tempe, à la nuque (2). » Cette recherche sera parfois facilitée par une localisation plus nette au niveau de la région mastoïdienne s'accompagnant d'un état général moins bon, de fièvre et de frissons.

Il n'en ressort pas moins l'importance non seulement d'un examen local minutieux mais aussi des renseignements commémoratifs, permettant d'établir la filiation infectieuse qui se dérobe.

———

Nous ne nous attarderons pas à différencier les kystes sébacés ou dermoïdes, la myosite consécutive à une mastoïdite bien qu'elle puisse être le premier stade d'un abcès de la région (3), ou encore un simple torticolis. Penser à la possibilité de ces faits sera le plus souvent les éliminer.

———

(1) Guye. Obs. XV. — Enrhumé depuis 7 semaines, le malade souffrait de l'oreille gauche et avait un léger gonflement accompagné de douleur à la région inférieure et postérieure de l'apophyse mastoïde.

(2) Ludet-Barron. *Arch. intern. lar., otol.*, 1896, p. 182.

(3) Jonquière. *Ann. des mal. de l'oreille*, décembre 1896, p. 567.

Cependant, nous l'avons vu, le siège profond de la suppuration empêche souvent de percevoir toute fluctuation. Il faut, dans la plupart des cas, chercher le pus qui se cache dans la profondeur et s'étend sournoisement sous les aponévroses et les muscles. L'observation du Dr Vulpius est instructive à cet égard (1). La malade avait à la fois un abcès sous-périosté rétro-auriculaire et un abcès ossifluent qui s'étendait sous le sterno-cléido-mastoïdien et le splénius jusqu'à la ligne médiane de la nuque. Or aucun symptôme n'avait marqué la plus sérieuse de ces deux complications par son étendue et elle ne fut découverte que pendant le cours rationnel de l'opération.

De plus, si l'on est amené à poser un diagnostic très précoce, il se peut que le pus ne soit pas encore collecté et que le gonflement soit l'indice d'une infiltration seule. Bien que ce dernier cas puisse et doive exister, nous y apportons toutefois une certaine réserve : nous savons en effet que le pus est souvent collecté alors que, par son siège même, il est impossible d'en affirmer la présence par les symptômes objectifs.

L'écoulement du pus par le conduit auditif, si l'on vient à presser sur la tuméfaction cervicale, enlève tous les doutes. Mais le pus est-il refoulé directement du cou dans la mastoïde par une perforation de Bezold ? C'est là un point dont l'intérêt est basé sur divers faits dans lesquels les lésions anatomiques sont absolument dissemblables et qu'éclaircira seule l'intervention. Nous avons déjà analysé le caractère symptomatologique de ce signe ; il nous reste à en discuter ici la valeur pathognomonique.

L'antre mastoïdien est-il préalablement ouvert et voit-on dans ce cas le pus monter du fond de l'antre au niveau d'un pertuis creusé dans la pointe mastoïdienne, le passage direct est irrécusable (Luc). Tels sont entre autres les cas de Luc et Gradenigo. Nous ajouterons seulement qu'il est nécessaire que le pus jaillisse en quantité suffisante ou au moins qu'on puisse

---

(1) VULPIUS. Obs. XLI.

établir un rapport entre l'affaissement extérieur de la tuméfaction et l'issue du pus par la cavité antrale.

Nous faisons allusion ici à une malade opérée récemment, par le Dr Luc, pour une fistule mastoïdienne s'ouvrant dans le conduit. Chez elle, la pointe de l'apophyse, énormément développée, renfermait des cellules pleines de pus et de fongosités. Or, au cours de l'opération, l'antre étant ouvert, une pression forte au niveau des attaches du sterno-cléido-mastoïdien faisait sourdre du pus du fond de la cavité osseuse. Un stylet s'enfonçait même profondément dans la pointe, tout en rencontrant partout une certaine résistance. Néanmoins le diagnostic de perforation de Bezold semblait devoir être posé, mais le curettage de la cavité ne montra aucune perforation, bien que celle-ci parût imminente. Ce semblant de communication devait donc être attribué à la porosité et au défaut de résistance de l'os déjà très altéré.

L'issue du pus par le conduit n'a pas, de l'avis même de Luc, « une signification aussi absolue, surtout si le point dont la pression provoque l'écoulement siège, non pas sur le m.-sterno-cléido-mastoïdien, mais plus ou moins en arrière de lui(1). » Il existe en effet des lésions osseuses juxta-mastoïdiennes qui, pour être exceptionnelles, n'en peuvent pas moins donner lieu à la production du phénomène qui nous occupe.

A l'appui de ces faits, nous rapportons le cas observé par les Drs Luc et Gérard-Marchant.

« Il s'agissait d'un homme d'une soixantaine d'années, non diabétique, qui, dans le cours d'une otite moyenne suppurée subaiguë fut pris d'un gonflement profond de la moitié correspondante du cou. La pression, exercée sur les parties infiltrées, en arrière du muscle sterno-cléido-mastoïdien, provoquait l'issue du pus par le conduit. Le Dr Gérard-Marchant voulut bien admettre le malade et l'opérer dans son service à l'hôpital Laënnec. Son intervention consista à ouvrir l'antre

---

(1) Luc. *Loc. cit.*, p. 19.

mastoïdien qui était rempli de pus, puis à créer une contre-ouverture pour l'écoulement de la collection purulente accumulée sous les masses musculaires de la nuque. Or, nous pûmes constater nettement avec le doigt introduit dans la plaie, que le pus en question venait d'un abcès subdural de l'étage inférieur du crâne d'où il s'échappait, non par le trou déchiré postérieur, comme dans le cas de Rossi, mais par une large perforation de l'os occipital et de la mastoïde. Comme dans le fait du professeur italien, le pus pouvait repasser dans l'espace subdural dans la cavité mastoïdienne par une perforation du sillon sigmoïde, mais il gagnait de là la cavité tympanique, puis le conduit auditif à travers le tympan perforé (1). »

Le D' De Rossi rapporte deux cas de ce genre : l'un, suivi de mort, dans lequel l'autopsie montra un foyer purulent dans la profondeur de l'antre, une carie du sillon sigmoïde, un abcès sous-dural qui fuse à travers le trou déchiré postérieur et descend le long de la gaine des vaisseaux.

Le second cas, auquel Luc fait allusion, et dans lequel la guérison s'opposa à une constatation anatomique précise, nous semble entraîner certaines réserves sur la voie migratrice du pus.

N. Frigorilli, âgé de 43 ans, présente à la fin d'août 1887 des symptômes d'otite moyenne aiguë et de mastoïdite sans perforation du tympan. Trois mois après se manifeste une tuméfaction de la région mastoïdienne gauche qui s'étendait, le 21 décembre, du temporal jusqu'à la clavicule et atteignait en arrière la ligne médiane. Une large incision évacue une grande quantité de pus ; la trépanation de la mastoïde montre une cavité pleine de granulations et l'on voit sourdre du pus de la profondeur, quand on presse sur la partie inférieure du cou. La sonde pénètre là à un centimètre, arrêtée par une résistance élastique. Diagnostic : carie de la mastoïde et du sulcus transversalis. Les jours suivants, deux incisions cervicales successives,

---

(1) Luc. *Loc. cit.*, p. 20.

sus-claviculaire et sus-sternale, permettau liquide do tlauvage de
ressortir par la brèche osseuse. Le 31 février, guérison complète.

L'auteur pense que la perforation mastoïdienne était en rapport avec un accès sous-dural et que le pus avait fusé dans le
cou par le trou déchiré postérieur comme dans le cas précé-
demment observépar lui.

A la lecture de cette observation il nous semble possible
d'admettre une communication directe mastoïdéo-cervicale au
niveau de la paroi interne, la résistance élastique pouvant être
attribuée à la jugulaire interne. Cette hypothèse paraît justifiée
par la guérison relativement rapide des lésions et l'absence
de manifestations neuro-cérébrales.

Le pus étant projeté hors du conduit, deux cas se présentent
suivant l'intégrité ou la perforation de la membrane du tympan.

Dans ces deux éventualités, la perforation de Bezold peut
être incriminée. Le pus suit les voies naturelles en cas d'ouverture tympanique. Dans le cas contraire, les cellules limitrophes
du tympan sont altérées et détruites, il se forme une fistule
osseuse directe dans la paroi postérieure profonde du conduit :
le pus va donc passer à travers deux perforations osseuses,
ayant ainsi un trajet plus court à parcourir. On note l'absence
de troubles subjectifs auriculaires (craquements, bourdonnements, vertiges), corroborée par l'examen du conduit. La malade
dont nous avons parlé plus haut (p. 45) devait nous fournir
vraisemblablement un exemple de cette pathogénie migratrice
spéciale, si l'intervention avait été reculée.

Mais des lésions toutes différentes, avec intégrité de la pointe
mastoïdienne, peuvent s'accompagner du même résultat objectif.

En dehors de toute déhiscence tympanique, une fistule au niveau
de la paroi antéro-inférieure du conduit indique souvent un abcès
de la loge parotidienne indépendant d'une cause auriculaire (1).

---

(1) VIDAL. *Soc. anat.*, 1854, p. 258. — EITELBERG. *Wiener mediz. presse*, 1896,
p. 570 (2 obs.). — BROCA. *Arch. lar., otol.*, p. 583.
A ce propos le Dr Broca rappelle que sur sa demande « M. Mayet (*Bull. soc.*

Si le pus se fraie un chemin dans la paroi postéro-supérieure du canal auditif, il peut y avoir simple décollement du périoste jusqu'au conduit : c'est le fait d'un abcès du cou qui décolle le périoste de la face inférieure de la mastoïde ou encore d'un abcès sous-périosté de la face externe qui communique d'autre part avec un foyer cervical profond.

Le tympan est perforé et c'est par cette voie que s'échappe le pus. Là encore il n'y a pas lieu d'affirmer avec certitude la complication de Bezold.

Nous avons cité l'observation de Luc qui nous montre le foyer cervical communiquant, par une perforation occipitale, avec un abcès sous-dural, celui-ci s'ouvrant lui-même dans les cavités de l'oreille moyenne au niveau du sillon sigmoïdien. L'abcès sous-dural peut encore joindre celui du cou par le trou déchiré postérieur.

Un autre mécanisme a été signalé par Bezold (1) à l'occasion d'une malade chez laquelle la pression du gonflement cervical (œdème ou collection de pus) amenait l'issue du pus par le conduit. Pour lui, la compression indirecte de la jugulaire, retentissant sur les sinus y amenait une stase veineuse. L'abcès sous-dural en rapport immédiat subissait une augmentation de pression qu'il transmettait par une large brèche au pus collecté dans les cellules mastoïdiennes.

Katz (2) va même plus loin et incrimine la compression directe de la jugulaire sans nécessité absolue de suppuration *cervicale* intermédiaire. Dans le cas qu'il rapporte et qui manque

---

anat. Paris, 1894, p. 952) a bien voulu reprendre l'étude de l'ossification du conduit pour démontrer le siège et les rapports d'un orifice qui existe normalement chez l'enfant jusqu'à 3 ans, quelquefois plus tard, comme l'a montré Sappey, sur la paroi inférieure du conduit auditif. Cet orifice, chez l'adolescent et chez l'adulte, persiste parfois, siégeant alors sur la paroi antérieure du conduit, sur le segment rétroglasérien de la cavité glénoïde. Jusqu'à quel point peut-il alors livrer passage au pus d'un abcès voisin ? Je l'ignore, n'ayant pas eu l'occasion d'observer le fait chez l'adulte. Mais ce qui est certain c'est que chez l'enfant, des abcès parotidiens et maxillo-pharyngiens peuvent par là faire irruption au dehors. »

(1) Bezold. Tr. de Schwartze, t. II, p. 32

(2) Katz. *Arch. f. ohr.*, 1880, p. 204.

de contrôle anatomique, il admet l'hypothèse d'une déhiscence du plancher de la caisse, permettant le contact intime du golfe de la jugulaire avec la muqueuse de la caisse.

Devant ces faits si dissemblables, allons-nous conclure à la non-valeur d'un signe que Luc regarde comme presque pathognomonique? Nous sommes loin de le penser. En pratique, il faut avoir devant les yeux la fréquence relative de la perforation de Bezold et attribuer à ce phénomène toute la valeur qu'il mérite. Les autres voies, que peut se frayer un abcès migrateur, sont en effet rares et même exceptionnelles. On devra seulement penser, dans certains cas, à la possibilité de ces migrations complexes, de ces « cascades de rareté » suivant l'expression de Broca, qui provoquent un tableau symptomatique identique. D'ailleurs l'intérêt opératoire n'est pas en jeu puisque l'intervention doit être hâtive quel que soit le siège de la lésion et c'est le plus souvent au cours de l'opération, pour ne pas dire toujours que le diagnostic exact et précis trouvera son complément.

Que l'écoulement du pus par le conduit, à la suite de pression cervicale, fasse plutôt penser à la complication de Bezold ; ou que l'absence de ce phénomène, jointe à une allure insidieuse du mal, n'en éveille pas l'idée, il faut néanmoins interroger tous les processus si divers qui se groupent autour de l'apophys mastoïde.

Lorsqu'il n'y a pas de réaction générale et que l'abcès évolue d'une façon pour ainsi dire chronique, l'affection peut rester longtemps méconnue. Le malade n'attache pas d'importance à un gonflement peu prononcé et surtout peu ou pas douloureux. Ce n'est qu'après un temps plus ou moins long qu'il vient consulter, ayant usé déjà des frictions, des mouches, des cataplasmes ; à ce moment le pus peut manifester sa présence loin de la mastoïde et son siège même tendre à égarer le diagnostic.

Ou bien une incision a été faite ; une, deux, trois fistules s'établissent, il se produit des décollements profonds jusqu'à la clavicule (1) : cet aspect de la région cervicale peut inciter, à tort malheureureusement, à incriminer la tuberculose ganglionnaire. On néglige la cause auriculaire et la seule intervention qui amènerait une guérison radicale.

Les abcès froids ganglionnaires, souvent totalement indolores, succèdent en général à une adénite chronique depuis longptemps appréciable pour le malade. La fluctuation est plus nette et on ne perçoit pas cette dureté fréquente de la tuméfaction, cet œdème diffus que nous voyons signalés dans nos observations. De plus il peut y avoir hypertrophie et tuméfaction des ganglions voisins ou de ceux du côté opposé.

Si le gonflement s'étend jusqu'à la colonne cervicale, s'il existe un abcès profond rétro ou latéro-pharyngien rien n'est plus plausible qu'une tuberculose osseuse voisine, développée au niveau des vertèbres cervicales et de l'articulation occipito-atloïdienne en particulier. On s'appuiera sur l'immobilisation *précoce* du cou, immobilisation particulière, non comparable à la simple gêne des mouvements de rotation de la tête dont nous avons parlé. Ensuite et surtout, l'exploration minutieuse du rachis cervical, tant à l'extérieur que par le toucher pharyngien, permettra de constater un point d'ostéite limité, caractérisé par le réveil de la douleur en ce point.

Cependant, nous l'avons vu, le foyer mastoïdien, après s'être fait jour dans les couches profondes du cou, peut immigrer jusqu'au rachis qui finit par s'altérer au contact du pus. Aussi, même en cas de fistule, permettant un examen plus précis encore, le diagnostic pourrait être hésitant si le stylet conduit sur un point dénudé de la colonne cervicale. Toutefois, si l'exploration conduit également sur la mastoïde ou si l'on constate la perforation de Bezold, il y a de grandes probabilités pour l'altération secondaire du rachis.

----

(1) Luc. Obs. I.

Certaines fistules congénitales, s'ouvrant au-dessous de la mastoïde, à une distance plus ou moins éloignée, seront rapportées à leur cause, en cas d'otorrhée coexistante, par le cathétérisme du trajet, les antécédents, au besoin par l'examen anatomique d'un fragment (1).

Nous voyons, dans la thèse du Dr Collinet (2), que des tumeurs malignes, épithélioma, sarcome, pouvant se développer dans l'oreille moyenne ou dans la mastoïde, surtout au cours d'une vieille otite suppurée, peuvent, par la destruction de l'os et leurs prolongements cervicaux sous et rétro-mastoïdiens, faire croire à un abcès profond à allure insidieuse. Dans ces cas, qui doivent être fort rares, il faut tenir grand compte des paralysies précoces de certains nerfs crâniens (3) (hypoglosse, glossopharyngien, nerfs moteurs de l'œil...), de la persistance des douleurs, de la cachexie progressive. Une ponction aspiratrice affirmera ou non la présence du pus.

Le malade présente des phénomènes locaux ou généraux plus intenses.

Il est deux causes d'erreur, signalées par Luc.

Une première méprise serait de prendre l'abcès profond pour un œdème inflammatoire accompagnant une suppuration superficielle voisine, un abcès sous-périosté de la face externe de la mastoïde. On est d'autant plus porté à l'erreur que l'aspect normal de cette région est un des caractères importants du tableau symptomatique de Bezold. Aussi, comprend-t-on que Grade-

---

(1) Broca. *Tr. chir.* Duplay et Reclus, t. V, p. 42 — Riedel. *Méd. mod.* mai 1897, p. 232.

(2) *Thèse* Collinet, 1897.

(3) Schwidop. *Arch. f. ohr.*, 1893, p. 39 (Obs.). — Stetter. *Ann. des mal. de l'oreille*, 1893, p. 525 (Obs.).

nigo (1) en 1895, Luc lui-même en 1896 (2), pour avoir donné un crédit trop exclusif aux apparences aient pu ne pas songer à la possibilité d'une perforation de Bezold.

Une autre erreur, qui ne saurait se prolonger, serait, devant le gonflement rétro-auriculaire, de penser à une adénite et de la rapporter à un furoncle du conduit, dans le cas où l'examen de l'oreille montre l'abaissement de la paroi postéro-supérieure, si fréquent dans la mastoïdite. La douleur excessive à la traction du pavillon et au contact d'un stylet avec la paroi, la tendance à la résolution, seront en faveur de la furonculose. Par contre, le soulèvement progressif des attaches mastoïdiennes du muscle sterno-cléido-mastoïdien caractérise bientôt la complication mastoïdéo-cervicale.

Si l'adénite furonculeuse ne suppure pas, d'autres adénites, consécutives à des lésions de la bouche, du pharynx, du nez, du cuir chevelu, à une otorrhée même, peuvent donner lieu à un adénophlegmon à marche subaiguë qui peut en imposer. On recherchera la phase d'adénite aiguë, on essaiera de percevoir sous le sterno-cléido-mastoïdien d'autres ganglions douloureux, mobilisables ou non. Nous rappelons ici une des observations du Dr Guye (3), dans laquelle un gonflement dur et sensible du cou et de la fosse rétro-maxillaire, avec violentes douleurs dans l'oreille, fut attribué d'abord à une adénite avec infiltration œdémateuse.

Les abcès ossifluents aigus de voisinage peuvent, nous l'avons vu, présenter des difficultés parfois insurmontables. L'ostéite, la carie peuvent atteindre les différents points de la base du crâne et la coexistence d'une otorrhée indépendante n'est pas pour faciliter la tâche du chirurgien. La recherche du siège exact de la douleur devra être l'objet d'un soin minutieux. Kœrner et Wild (4) insistent, un peu trop peut-être, sur la percussion de

---

(1) Gradenigo. Obs. XL.
(2) Luc. Obs. XXXVII.
(2) Guye. Obs. XLVII.
4) *Arch. of. otol.* N.-Y., 1894, n°s 1 et 2.

la mastoïde, digitale ou instrumentale à l'aide d'un marteau métallique ou caoutchouté. D'autre part, la douleur occipitale n'indique pas toujours une altération osseuse en ce point. Bezold dans sa description ne dit-il pas : « Dans sa progression en arrière vers la ligne médiane, le gonflement détermine un point douloureux occipital qui devient la principale plainte du malade. L'apparition de ces douleurs doit être attribuée à l'étendue de l'infiltration purulente et aux décollements qui en résultent » (1).

En cas d'abcès sous-dure-mérien ayant fusé dans le cou, soit par un trou de la base du crâne, soit grâce à une destruction osseuse, peut-être pourra-t-on s'appuyer sur des signes antérieurs de pachyméningite.

Il faut parfois se défier des symptômes de méningite, témoin cette fillette de 10 ans, observée par le Dr Brun (2) et chez laquelle au cours d'une otite moyenne purulente de date récente, la température élevée, les vomissements, la tendance à la stupeur avaient d'abord fait porter le diagnostic de méningite. Cette erreur pourrait être grosse de conséquences pour le malade.

L'abcès mastoïdéo-cervical peut, nous l'avons vu, s'accompagner de symptômes graves, de température élevée, à oscillations pyohémiques (3) et de métastases. Ces cas, il est vrai, sont rarement purs et marchent de pair, souvent avec une phlébite du sinus qui peut expliquer à elle seule les accidents. D'autre part

(1) BEZOLD. *Loc. cit.*
(2) BRUN in COLLINET. XXVIII.
(3) GUYE. Obs. XV. — Mastoïdite de Bezold, dans laquelle des oscillations de température pyohémique durèrent 15 jours, dues vraisemblablement à la résorption du pus dans la poche de l'abcès.

la compression de la jugulaire par l'abcès cervical peut provoquer des symptômes veineux qui égarent le diagnostic.

Mais il peut exister seulement : une thrombophlébite du sinus latéral qui se propage à la jugulaire (1) ou un abcès d'origine sinusienne qui fuse à la partie supérieure du cou après avoir traversé le trou déchiré postérieur, d'où des difficultés parfois insurmontables.

Outre les accidents graves de pseudo-méningite et de pyoémie on voit, en cas de thrombophlébite par suite de l'engorgement du tissu conjonctif et des ganglions périveineux, le trajet du vaisseau se dessiner sous le doigt par un gonflement appréciable, simulant une fusée de Bezold, en même temps que la région cervicale supérieure est le siège d'une tuméfaction diffuse. Broca insiste sur cette participation des ganglions et parfois. ajoute-t-il, l'existence de bosselures fera diagnostiquer la phlébite : « C'est ce qui m'est arrivé dans l'observation personnelle à laquelle je viens de faire allusion et où un interne, fort instruit, avait admis l'existence d'une mastoïdite de Bezold » (2).

D'une façon générale, toute réserve faite, la phlébite est incriminable si l'on constate des douleurs craniohémifaciales vives, des frissons plus ou moins répétés, des métastases diverses, embolies pulmonaires surtout, enfin des signes de névrite optique ou de stase au niveau de la papille.

L'abcès cervical juxta-mastoïdien pourrait, à la rigueur, n'être qu'une simple métastase. Nous n'y insisterons pas. Les phénomènes pyohémiques ont devancé l'apparition de l'abcès qui évolue rapidement et n'est pas la seule manifestation métastatique. Parfois on pourra l'isoler complètement de la mastoïde qui ne présente aucune réaction.

Enfin nous ne ferons que signaler certains œdèmes aigus, œdèmes phlegmoneux sous-cutanés périotiques de Gellé (3),

---

(1) Brieger. *Arch. intern. lar.*, 1896, p. 524.
(2) Broca. *Arch. intern. lar.*, 1896, p. 589.
(3) Gellé. *Ann. des mal. de l'or. et du lar.*, 1895, p. 544.

dont la description est reproduite par le D' Collinet (1). On pourrait croire, dit Collinet, à une mastoïdite à forme pyohémique avec commencement d'abçès du cou et métastase. Il faudra examiner minutieusement le conduit auditif, interroger le passé arthritique et auriculaire du malade. Parfois la résolution vers le 8ᵉ ou 10ᵉ jour tranchera la question : si les symptômes persistent, ils entraînent l'intervention, afin de ne pas risquer qu'une complication endocrânienne, méconnue, n'emporte le malade.

La conclusion de cet exposé est que, si, dans bien des cas, l'ensemble des symptômes permet de croire à un abcès par propagation directe, il en est où la complication mastoïdéo-cervicale offre au diagnostic de grandes et insurmontables difficultés. Nous en résumons les raisons multiples :

Le caractère insidieux et sournois de l'évolution ; l'absence de symptômes caractéristiques, le tableau symptomatique analogue que présentent certains abcès ossifluents voisins ; l'existence de symptômes graves crâniens qui, tout en dépendant d'une complication endocrânienne, n'excluent pas la complication de Bezold, celle-ci pouvant d'ailleurs être accompagnée de symptômes aigus ; enfin les fusées lointaines du pus qui, dans certains cas torpides, peuvent faire irruption dans les voies respiratoires, dans la plèvre, et sont loin de faire songer à leur point de départ mastoïdien.

L'intervention seule, dans ces cas, montrera la solution du problème.

----

(3) COLLINET. *Thèse*, Paris, p. 225-226, 1897.

CHAPITRE X

TRAITEMENT

L'intervention, dans la mastoïdite de Bezold, doit être opératoire et l'opération doit comprendre deux temps parce que deux ordres de lésions s'offrent au bistouri. Luc y insiste dans son enseignement clinique. Il y a des lésions cervicales, secondaires, constituées par le phlegmon profond qui tend à diffuser. Il y a des lésions osseuses, primitives, qui, « bien qu'aiguës à l'origine, peuvent s'accompagner, au moment de l'opération, de productions fongueuses réclamant plus qu'une simple ouverture (1). »

Quelques-unes des observations que nous avons recueillies semblent s'écarter de cette règle de conduite et nous voyons cependant les malades guérir, en dehors d'une intervention aussi complète, en dehors même de toute intervention.

A ce dernier cas se rapportent les faits de Moos et de Mendel. Le malade de Moos présenta trois étapes manifestées par la recrudescence de l'otorrhée, le 9 juin, du 17 au 20, et le 28 du même mois. Le massage de la région mastoïdienne s'accompagnait de bourdonnements, parfois de vertige. Le 28 juillet, la guérison était complète.

Dans l'observation plus récente du Dr Mendel, la guérison survint après un mois et demi de massage, chaque expression de la poche étant suivie d'injection de glycérine phéniquée au 1/20 par le conduit. Cinq paracentèses successives furent nécessaires pour maintenir la béance de l'ouverture tympanique.

Les faits suivants montrent qu'une intervention partielle peut amener un résultat favorable. Ce sont en premier lieu les cas de

---

(1) Luc. *Loc. cit.*, p. 22.

Cholewa et de Guye où l'incision cervicale fut seule tentée. Chez la malade de Cholewa, l'incision, en arrière et au-dessous de la pointe, évacua une assez grande quantité de pus épais et la sonde pénétra dans les cellules mastoïdiennes ; les injections d'acide phénique dans la plaie ressortaient par le conduit. La guérison fut obtenue environ un mois après. Guye fit suivre un traitement analogue à son malade : incision sur le bord antérieur du m. st.-cl.-mastoïdien, drainage, lavages répétés par le drain. La guérison fut, ici, plus longue ; elle demanda six mois pour se compléter.

Enfin, chez un autre malade de Guye, c'est sur la mastoïde seule que porta l'intervention. Ablation au ciseau de toute la face externe du sommet de l'apophyse ; agrandissement de la perforation de la paroi interne ; pas de contre-ouverture cervicale, mais massage quotidien. « Dès les premiers jours, dit le Dr Guye, j'hésitais à faire une contre-ouverture le long du bord antérieur du st.-cl.-mastoïdien ou plus en arrière. En voyant, d'une part, au moyen d'un léger massage, le pus s'écouler très facilement par l'ouverture de la mastoïde ; en constatant d'autre part la marche rapide vers la guérison malgré l'élévation de la température, je résolus la négative. D'ailleurs j'avais agi ainsi et avec le même succès dans plusieurs cas semblables. »

La seule conclusion que l'on puisse tirer de ces quelques faits est que toute intervention chirurgicale est subordonnée aux phénomènes cliniques observés. Il n'y a pas de maladies, il n'y a que des malades. Ce vieil adage est applicable ici et peut-être sera-t-on autorisé, dans les cas analogues à ceux que nous venons de citer, en l'absence de symptômes nets ou devant des troubles si peu accusés, peut-être sera-t-on autorisé à temporiser, à ne pas intervenir d'une façon sanglante, ou à se contenter d'une intervention partielle.

Cependant nous ne pensons pas devoir tabler sur la bénignité des symptômes pour reculer une opération radicale. Nous avons trop insisté sur les suites de la complication de Bezold pour accepter une abstention même mitigée. La poche se vide par le massage ? mais l'évolution descendante et profonde ne peut-elle pas progresser quand même ? n'y a-t-il pas des fongosités, un foyer d'ostéite, que ne peut atteindre ce traitement anodin? Enfin pourquoi s'exposer peut-être à une intervention ultérieure qui, celle-là, sera pénible et laborieuse par suite de l'extension insidieuse des lésions.

Le massage et la compression, sans intervention sanglante, exposent donc le malade, non seulement à voir se développer des lésions graves, mais encore à subir une opération grave elle-même. L'incision cervicale seule n'atteint pas le foyer osseux. La simple trépanation de la mastoïde est elle-même une opération incomplète qui a beaucoup de chance pour ne pas enrayer l'évolution descendante de l'abcès cervical.

Dans ces cas, comme dans ceux où la lésion se traduit par un empâtement prononcé sous-mastoïdien et par l'extension progressive de l'infiltration, « différer l'intervention serait aggraver gratuitement la situation du malade et augmenter l'étendue et les difficultés de l'intervention dont l'urgence ira en s'imposant de plus en plus, les jours suivants. » (Luc).

Quelle va être la technique opératoire ? Nous résumons ici les résultats auxquels s'est arrêté le Dr Luc. Il faut, dit-il « suivre la marche du pus », aller de la lésion primitive osseuse à la lésion secondaire cervicale. La trépanation au niveau de l'antre, permettra, au cours de l'opération, en présence d'une vieille otorrhée, d'ouvrir la caisse d'arrière en avant et de nettoyer cette cavité ainsi que l'aditus, ces régions étant envahies par les fongosités.

On commencera donc par l'ouverture classique des cavités mastoïdiennes; la corticale est ordinairement dure, éburnée, les cellules sous-jacentes renferment souvent du pus et des granulations. Puis on cherchera, en pressant sur la région cervicale, à faire sourdre le pus dans l'intérieur de la mastoïde, afin de reconnaître le siège de la perforation au niveau de la paroi inférieure et interne. Une sonde cannelée, à laquelle on donne une courbure à concavité externe plus ou moins prononcée, est alors introduite par l'orifice osseux et poussée jusqu'à ce que son bec vienne saillir sous le muscle ou sous la peau.

Cette manœuvre n'est pas toujours réalisable. Aussi est-ce une bonne précaution de marquer immédiatement avec de la teinture d'iode le point cervical dont la pression s'accompagne de l'issue du pus dans la mastoïde. Ce point peut être, en effet, difficile à retrouver plus tard, si des pressions fortes et renouvelées ont vidé un abcès peu volumineux. Ajoutons que la recherche de ce lieu d'élection doit se faire de bas en haut, afin d'obtenir le point le plus déclive qui donne lieu au refoulement intra-mastoïdien du pus cervical.

C'est à ce niveau qu'on fera une contre-ouverture pour aller au-devant du foyer sous-musculaire.

Avant de chercher à nettoyer ce foyer, il est souvent indispensable de se donner du jour par la résection de la pointe de la mastoïde, c'est-à-dire de tout ce qui dépasse le niveau de la base du crâne. Le Dr Luc a été amené à pratiquer cette ablation pour deux raisons. Souvent, bien que l'otorrhée remonte à quelques semaines seulement, il existe à la face interne de l'apophyse de nombreuses fongosités. D'autre part, ce clapier rétro-mastoïdien, recessus étroit et profond, offre de grandes difficultés, non seulement au curettage de ses parois, mais aussi au drainage ultérieur. Rien n'est plus facile que de faire sauter, soit avec la gouge, soit à l'aide d'une forte pince coupante, qui donne plus de sécurité, la saillie osseuse de la pointe sous laquelle le foyer le plus important se dérobe.

Ce clapier fongueux une fois curetté et bien nettoyé, on s'occupe du phlegmon cervical.

La sonde cannelée rend ici de grands services. Si le bec vient saillir sous la peau on peut, en raison de la longueur du trajet, faire une simple contre-ouverture et drainer ; ou bien, si le trajet est court, on prolonge la première incision jusqu'au bec de la sonde senti à travers les téguments. Dans ce cas, on incise toute la masse charnue du muscle, coupant en même temps des branches artérielles difficiles à pincer et à lier. Chez un des opérés de Luc, une pince fut laissée à demeure pendant 24 heures.

Dans le cas où la sonde ne peut donner de renseignements,

on incise, nous l'avons dit, au point dont la pression donne du pus dans la mastoïde. Arrivé sur les fibres du sterno-cléido-mastoïdien on libère le bord postérieur de ce muscle, qu'on récline en avant. Le faisceau carotico-jugulaire est ainsi à découvert. Sa gaine peut renfermer du pus et présente alors une coloration jaunâtre caractéristique. Cette gaine ouverte comme s'il s'agissait d'une ligature d'artère et le pus évacué, le doigt s'assure, par la boutonnière fibreuse, que la fusée purulente ne descend pas plus bas.

Il importe maintenant de ne laisser échapper ,aucun des trajets suppuratifs, qui présentent parfois une multiplicité déroutante. Les fusées vers la nuque sont très fréquentes et situées parfois sur divers plans. On s'assure, après un tamponnement minutieux, qu'aucune pression voisine, spécialement au-dessous et en arrière de la plaie, ne propulse la moindre gouttelette de pus.

Les suites de l'opération, simples, doivent cependant être l'objet de soins attentifs. Par le drain sous-tégumentaire, on pratique, pendant quelques jours, des lavages détersifs. Si le foyer a été mis complètement à jour, on veille à ce que le bourgeonnement se fasse des parties profondes vers la superficie, en ayant soin de combler la plaie le plus souvent profonde (8 centimètres chez un des opérés de Luc), avec de nombreuses mèches de gaze et d'enfoncer dans chaque trajet individuel une mèche aussi grosse que le permet leur calibre.

La cicatrisation complète sera longue en raison de la profondeur des lésions et le malade doit s'attendre à plusieurs mois de pansements, quoiqu'il puisse, bien auparavant, se considérer comme guéri.

Nous n'insisterons pas sur le traitement général, qui est constitué par les toniques reconstituants. Nous signalerons seulement l'iodure de potassium en cas d'actinomycose. Nous mentionnerons de plus, en présence des formes rapides, gangréneuses, l'examen des urines dont le résultat pourra être l'institution du régime anti-diabétique et le salut du malade.

CHAPITRE XI

OBSERVATIONS

Nous avons rangé nos observations suivant les diffférentes extensions. Dans chacun de ces groupes, les cas à marche très lente ou sans réaction sont les premiers ; les faits s'accompagnant de symptòmes pyohémiques ou de gangrène terminent la série. Enfin dans chacun de ces sous-titres nous avons suivi l'ordre chronologique en remontant le cours des années.

Beaucoup de ces observations, antérieures à 1897, sont résumées parfois très brièvement dans la thèse du Dr Collinet ; nous avons pensé en devoir donner un compte rendu plus complet, souvent *in extenso*.

A part un ou deux cas, tous ces faits montrent soit au cours de l'intervention, soit sur la table d'autopsie, une perforation osseuse évidente. Les observations analogues, publiées ailleurs, n'ont pas eu de contrôle anatomique et ne peuvent donner que des présomptions sur l'origine du foyer cervical profond. Il est même probable que beaucoup de ces phlegmons profonds, suivis de guérison rapide après simple incision cervicale étaient, d'origine lymphatique.

Nous avons séparé et mis en tète une de nos observations inédites, très intéressante par sa longue durée et par les décollements cervicaux multiples qui descendent jusqu'à la région mammaire.

Obs. I (inédite). — Luc. — Il s'agit d'un jeune homme de 21 ans, Charles Pr..., de constitution délicate, qui commença à présenter un écoulement purulent de l'oreille droite *en octobre* 1893, à la suite d'un refroidissement.

Le 24 *décembre* de la même année il reçut un coup de timon de voiture sur cette oreille. Vers la fin du mois de janvier suivant se produisit un gonflement rétro-auriculaire qui rapidement s'étendit à la moitié correspondante du cou.

Le 23 *mars* de la même année (1894), un chirurgien consulté par lui, incisa la collection purulente cervicale immédiatement en arrière du bord postérieur du muscle sterno-cléido-mastoïdien, à 5 centimètres en arrière de la pointe mastoïdienne. Il s'écoula par là une grande quantité de pus, mais cette intervention n'empêcha pas l'infiltration purulente de continuer de décoller les tissus profondément de haut en bas jusqu'au-dessous de la clavicule.

En *avril*, 2 nouvelles incisions furent pratiquées cette fois sous la clavicule et des drains furent logés dans tous les trajets.

En *mai*, 2 incisions à la région mammaire; nouveaux drains.

Le 10 *août* 1894, le malade se fit admettre à l'hôpital Saint-Joseph dans le service du Dr Lebec. Il était alors dans un état lamentable; la moitié droite du cou et la région mammaire du même côté présentaient des décollements profonds en tous sens et de larges pertes de substance des téguments que le Dr Lebec répara de son mieux au moyen de greffes auto-plastiques nombreuses, mais dont nous pouvons voir encore aujourd'hui les traces, sous forme de cicatrices multiples.

Lorsqu'il sortit des mains du Dr Lebec, à la fin de l'année 1894, ses lésions étaient complètement cicatrisées, à part une fistule persistant à la partie moyenne du cou, immédiatement en arrière du bord postérieur du muscle sterno-cléido-mastoïdien, à 5 centimètres au-dessous de la pointe mastoïdienne, au niveau de la première incision, pratiquée sur lui, le 23 mars 1894; c'est pour cette lésion persistante que le jeune homme vint me consulter à ma clinique le 11 décembre dernier (1897).

J'explorai aussitôt la fistule en question et je réussis à y faire pénétrer profondément de bas en haut et de dehors en dedans, une sonde cannelée fortement courbée. J'eus la sensation que l'instrument, après avoir plongé sous le muscle sterno-cléido-mastoïdien, était arrêté à la base du crâne en dedans de l'apophyse mastoïde.

Je songeai aussitôt à une suppuration cervicale d'origine mastoïdienne, et, examinant l'oreille, je constatai que le tympan était en grande partie détruit et qu'il existait une légère otorrhée qui, au dire du malade, n'avait jamais complètement cessé depuis l'année 1893.

L'absence de signes mastoïdiens, tels que gonflement, sensibilité à la pression, ne m'empêcha pas de persister dans mon hypothèse et je conclus à un abcès chronique de Bezold consécutif à une ostéite fongueuse tympano-mastoïdienne.

L'opération, proposée par moi et acceptée par le malade, eut lieu le 15 décembre dernier. Elle se composa de 2 temps distincts.

Le premier temps consista dans l'opération classique de Stacke. Il ne présenta rien de particulier, sinon, qu'en étendant inférieurement la brèche osseuse centrale, je rencontrai un clapier osseux rempli de pus et de fongosités communiquant avec les cellules de la pointe mastoïdienne, et que je laissai provisoirement pour passer au second temps de l'opération.

Ce second temps consista à inciser couche par couche tous les tissus formant un pont au-dessus de la sonde cannelée introduite de bas en haut dans le trajet fistuleux jusqu'à la base du crâne, en dedans de l'apophyse. J'incisai donc la peau puis toute l'épaisseur du muscle sterno-cléido-mastoïdien, rencontant dans sa masse plusieurs branches artérielles difficiles à pincer. J'attaquai ensuite avec la gouge et la pince coupante toute l'épaisseur du pont osseux recouvrant le clapier signalé plus haut, et retrouvai finalement la pointe de ma sonde, au milieu des fongosités de ce foyer qui siégeait entre la face profonde de l'apophyse mastoïde et la partie supérieure et latérale de l'aponévrose pharyngienne.

Dès lors la partie était gagnée et toute la longueur du trajet fistuleux se trouvait convertie en un long et profond sillon qui ne manquerait pas de se combler avec le temps.

Toutes les fongosités furent soigneusement curettées et le foyer fut badigeonné dans toute son étendue avec une solution de chlorure de zinc au cinquième.

Deux points de suture seulement furent placés à la partie tout à fait supérieure de l'incision rétro-auriculaire.

Le sillon profond, créé par l'opération, fut saupoudré d'iodoforme et bourré avec de la gaze iodoformée.

L'opération totale n'avait pas duré moins de deux heures et demié, sans compter la durée de la chloroformisation. J'eus la satisfaction de constater, au moment du réveil du malade, que le nerf facial avait été épargné au cours de la large résection osseuse.

Pas de fièvre les jours suivants.

Le pansement fut changé le 20 décembre et renouvelé, depuis, presque tous les jours. Chaque pansement a consisté à introduire deux mèches de gaze iodoformée dans la cavité tympano-antrale, l'une par le conduit, l'autre par la brèche rétro-auriculaire, et à combler le sillon mentionné plus haut avec de la gaze iodoformée.

Le 25 *juillet*, après sept mois de pansements presque quotidiens, le malade touche enfin à la guérison. La réparation de ses lésions s'est faite lentement mais progressivement. Nous avons vu le sillon rétro-auriculaire dont la profondeur, immédiatement après l'opération, atteignait 8 centimètres, se combler chaque jour davantage, il était complètement cicatrisé le 25 juillet.

Le jeune homme reste cependant en traitement pour un reste d'otorrhée.

Le 9 *août*, la cicatrisation des 2 foyers rétro-auriculaires est complète; l'otorrhée est réduite à un suintement léger qui diminue de jour en jour.

Abcès sous-mastoïdiens à propension postérieure.

OBS. II. — MÉNIÈRE (*Arch. intern.*, 1898, t. II, n° 5, p. 1). — Mme X..., 38 ans, d'assez bonne santé habituelle, sans antécédents auriculaires, fut prise en février dernier, au cours d'une grippe infectieuse assez grave, d'une otite moyenne purulente aiguë, à droite. Les douleurs, très violentes pendant plus de deux jours, ne cessèrent qu'après l'ouverture pathologique du tympan.

L'écoulement ne fut traité que par des injections d'eau boriquée et rien autre. Pendant plusieurs semaines l'état resta à peu près stationnaire, sauf un peu de douleur, assez fugace, du reste, à des intervalles plus ou moins éloignés.

La malade me fut adressée le 15 avril.

À l'examen je trouvai un écoulement assez abondant, dont la sortie se faisait mal par une fistule située dans le segment antéro-supérieur du tympan. Il n'existait aucun symptôme douloureux dans la région mastoïdienne.

Je prescrivis le traitement antiseptique, me réservant d'intervenir plus activement, si cela me paraissait nécessaire. La malade ne pouvait venir qu'une fois par semaine.

Le 4 *mai*, à son arrivée, elle se plaignit d'un peu de douleur, sans exacerbations violentes. L'écoulement se faisait toujours assez mal, une intervention était nettement indiquée.

J'ouvris largement le tympan et je commençai les grandes injections, par la trompe, qui, de suite, amenèrent la cessation des phénomènes douloureux. Puis, comme il fallait une surveillance continuelle, j'engageai la malade à entrer dans une maison de santé, ce qui fut accepté. Aidé de mon assistant, je pratiquai chaque jour deux grandes injections par la voie tubaire, suivies d''instillations d'eau oxygénée dans le conduit auditif.

Sous l'influence de cette médication, les douleurs disparurent et la malade déclara se sentir très bien.

Le 8 *mai*, elle se plaignit de nouveau d'une sensation douloureuse, non pas dans la mastoïde, mais en arrière de la pointe ou plutôt dans le cou.

Le 10 *mai*, la douleur s'accentua, sans être toutefois accompagnée de symptômes généraux. La malade indiquait très *bien avec son doigt le point sensible, qui se trouvait à* 3 *ou* 4 *centimètres en arrière de l'apophyse.* Je constatai, *à ce niveau,* un peu d'empâtement. En appuyant *un peu fort* avec le pouce, la malade percevait *dans la caisse un léger craquement, dû vraisemblablement à une communication* entre ce point et l'oreille moyenne. Comme d'autre part il y avait une amélioration très nette de l'état inflammatoire de la caisse (diminution notable de l'écoulement, qui était plus séreux). Je pensai de suite qu'il s'agissait d'une poussée infectieuse ayant envahi les cellules et évolué lentement et sans douleurs vives depuis assez longtemps déjà. Il n'y avait plus de temps à perdre.

La trépanation proposée fut acceptée pour le surlendemain 12 mai. L'incision faite sur toute l'apophyse, je ne trouvai pas de pus à la pointe, ni dans la région voisine. Mais, en faisant des recherches en bas, du côté de la pointe, nous rencontrâmes un point carié. Un stylet introduit doucement pénétra dans cette fistule osseuse, et remonta assez haut. La trépanation, faite au lieu d'élection, un second stylet fut introduit par l'ouverture chirurgicale, et, arrivé au fond, rencontra le premier au niveau de l'antre.

Ces diverses constatations me firent comprendre la marche de la maladie, j'en reparlerai plus loin. Un drain fut placé dans l'ouverture de la trépanation, et la plaie bourrée de gaze iodoformée.

Dans la nuit qui suivit l'opération, la température monta à 39° pour redescendre le lendemain à 37°,4, sans aucune nouvelle oscillation dans la suite.

Tous les 2 jours je changeai le pansement et je badigeonnai la plaie avec l'eau oxygénée. Des instillations du même médicament étaient faites, 2 fois par jour au moins, dans le conduit auditif externe. La cicatrisation de la plaie marcha avec une rapidité incroyable. Dès le 15 mai l'écoulement purulent de l'oreille était tari et le 3 juin la guérison était complète avec un tympan normal et une audition excellente.

Obs. III. — Knapp (*Arch. of otol. New-York*, 1895, p. 263). — M. Aug. St..., âgé de 44 ans, homme de forte constitution, vint me consulter le 19 janvier 1895, peu après avoir eu la grippe. Depuis une semaine il se plaignait de dureté de l'ouïe et de douleurs dans l'oreille gauche.

Je trouvai la membrane de la caisse rouge, la partie postérieure saillante. C'est là que j'incisai : la douleur se calma et la décharge se fit librement. Deux jours après le malade allait bien ; la membrane tympanique, après avoir laissé passage au pus, était plate et pâle et fut ouverte de nouveau. Lavages avec la solution chaude d'acide borique, assèchement du conduit, insufflation d'acide borique finement divisé. Le malade, professeur de piano, reprit sa profession après une rapide guérison.

Reprise du mal au milieu de février... Son médecin que je rencontrai en consultation le 28 février m'apprit que son client avait eu 2 semaines auparavant de vives douleurs dans l'oreille et dans la tête, qu'il avait déliré pendant 2 jours et qu'il présenta alors de l'aphasie et de l'hémiparésie droite. Il allait mieux depuis huit jours. Je trouvai le malade debout, marchant, ayant toute sa raison. Il y avait un écoulement de l'oreille gauche ; la paroi postérieure du conduit était saillante ; la mastoïde d'aspect normal, aucune sensibilité à la pression ; la pointe et les parties voisines ne révélaient rien d'anormal, ni à la vue ni au toucher. La tête était libre, pas de névrite optique, pas de parésie des membres, le malade parle bien et nomme les objets promptement et correctement.

Avant d'avoir éprouvé ses troubles auriculaires, il avait eu une attaque cérébrale semblable avec convulsions. Son père avait éprouvé le même mal. Son jeune frère qui s'adonnait à la boisson était mort quelques années auparavant. Notre malade se livrait lui-même à la boisson.

La seconde nuit qui suivit, une rechute brusque de l'affection cérébrale eut lieu et le malade mourut en 24 heures.

Autopsie. — Méningite purulente de la base et de la convexité. Dans la moitié gauche postérieure de la fosse crânienne se trouvait une collection purulente considérable, extra durale, qui communiquait largement à travers la paroi postérieure de l'os pétreux avec l'intérieur de la mastoïde et la fosse digastrique.

Pas de thrombose sinusienne, mais la paroi du sillon sigmoïde était noirâtre.

L'os temporal fut enlevé en entier pour être examiné au laboratoire. Pendant l'extraction, nous notâmes qu'une grande partie du pus extra dural avait pénétré, à travers une ouverture d'un centimètre de diamètre, au niveau de la face inférieure et interne de la mastoïde, dans la fosse digastrique. Une autre ouverture de 3 millimètres environ se trouvait plus bas près du sommet de l'apophyse. Cette perforation (Bezold) conduisait dans l'intérieur de la mastoïde et doit avoir contribué à l'accumulation du pus dans la fosse digastrique. La table externe de la mastoïde était dure et saine à 3 millimètres dans la profondeur ; la table interne corrodée et largement perforée. L'intérieur de la mastoïde était converti en une large cavité purulente qui communiquait avec la partie postérieure de la cavité crânienne et avec la fosse digastrique.

Bien qu'en très grande abondance, le pus collecté dans la fosse digastrique ne se manifesta, durant la vie, par aucun symptôme. Entouré d'os perforés et des muscles adjacents il ne s'infiltra pas plus bas dans les couches profondes du cou. Les cellules pneumatiques de la base de la pyramide pétreuse étaient larges et pleines de pus.

Obs. IV. — Kuhn (*Arch. f. ohr.*, 1885, XXII, 97). — Dans ce cas, on trouva un abcès gros comme une pomme au-dessous de l'apophyse mastoïde, abcès qui s'étendait profondément derrière le processus. Après avoir trépané et curetté l'apophyse on vit sur sa paroi interne deux perforations par lesquelles le pus avait fusé sous les muscles du cou. Pas de communication avec la caisse quoique cette dernière fût pleine de pus, ce qui nécessita une paracentèse.

Obs. V. — Mignon (Des principales complications septiques des otites moyennes suppurées, 1898, p. 333.) — Le soldat B., 28 ans, était atteint pour la première fois, le 21 février 1892, d'élancements du côté de l'oreille droite. Dans la nuit du 22 au 23, les douleurs qui étaient allées progressivement en augmentant cessèrent quand l'écoulement se produisit ; vers le 10 mars, la suppuration disparut. Mais dès le 12, retour des douleurs.

Nous voyons le malade le 18. La région mastoïdienne est un peu tuméfiée et rouge. Mais le gonflement s'étend surtout dans la région cervicale et descend sous le muscle sterno-cléido-mastoïdien jusqu'à l'angle de la mâchoire. La peau du cou est elle-même un peu rose. Les mouvements de la tête sont limités et l'écartement des mâchoires ne se fait qu'avec peine.

Nous diagnostiquons un phlegmon cervical. Le 20 mars, incision des téguments et du muscle sterno-cléido-mastoïdien dans une étendue verticale de 4 centimètres. Une petite quantité de pus sort de dessous le muscle sterno-cléido-mastoïdien. Tube à drainage. Dès le lendemain, légère amélioration, diminution du gonflement et des douleurs, moins d'écoulement par l'oreille.

Le 1er *avril*, la sécrétion otorrhéique disparaît. — Le 5 avril, il reste un suintement purulent lorsqu'on retire le drain de la plaie.

Le 10 *avril*, la réparation ne se faisant pas et des bourgeons charnus persistant autour du drain, nous soupçonnons l'existence d'une carie osseuse et nous ouvrons à nouveau la plaie et prolongeons l'incision en haut. Après avoir décortiqué la pointe de l'apophyse, nous la trouvons réduite en esquilles que nous enlevons avec la curette et qui se laissent détacher sans résistance.

Cicatrisation ultérieure régulière : le malade sort le 8 mai ; la fistule était fermée.

Obs. VI. — Stein (*Mon. f. ohr.*, 1897, p. 479). — Mme P..., veuve, 58 ans, vient consulter le 3 décembre 1896. Depuis sept semaines, fortes douleurs dans l'oreille gauche ; 9 jours après, écoulement purulent abondant. Paracentèses successives... Six mois après, gonflement subit, dur, sensible, sans fluctuation, au-dessous et en arrière de la mastoïde gauche, soulevant le m. st.-cl.-mastoïdien. La surface de la mastoïde était indemne ; une légère sensibilité à la pression fut seulement constatée au niveau de la pointe. Je diagnostiquai une mastoïdite de Bezold... Survint un grave érysipèle qui, du nez, gagna l'oreille gauche et le gonflement. Au cours de cette complication, l'otorrhée persistant, le gonflement disparut spontanément dans l'espace de 2 semaines.

Obs. VII. — Buys (*Revue intern. de rhin.*, 1896, p. 228). — Le malade, homme de 70 ans, s'était présenté avec une otorrhée purulente et une mastoïdite dont l'origine, qui remontait à 3 semaines, devait être attribuée à une otite moyenne aiguë. L'intensité des symptômes imposa l'intervention immédiate.

Curettage de l'antre plein de pus, tapissé de bourgeons charnus. Drain de gaze iodoformée.

Peu de jours après, une tuméfaction notable se montrait sous l'apophyse, dans la partie supérieure de la région du st.-cl.-mastoïdien : le pus avait fusé sous le muscle, après s'être frayé une voie par un point de carie en dedans de la pointe de l'apophyse. Il fallut, pour dominer le cul-de-sac formé par le pus, enlever une grande partie de la mastoïde.

Amélioration considérable. Lavages, injections de glycérine iodoformée, drainage. Le pus continue à sourdre en haut et en arrière, se montrant animé de pulsations isochrones au pouls ; un stylet introduit dans cette direction révélait l'existence de la carie.

Nouvelle incision qui mit à nu plusieurs séquestres sous lesquels la dure-mère apparut couverte de bourgeons. Cicatrisation rapide. Aujourd'hui, c'est-à-dire 3 mois après la dernière intervention, il n'y a plus d'otorrhée ; petite cicatrice tympanique, audition bonne. Derrière l'oreille persiste une cavité tapissée d'épiderme au fond de laquelle il y a un suintement léger.

Obs. VIII. — Luc (*Arch. intern. Lar. otol.*, 1896, 10 juillet). — Mlle S .., âgée de 57 ans, domestique du Dr M..., se plaignant depuis quelques jours de douleurs dans l'oreille gauche, à la suite d'un refroidissement contracté un mois auparavant, est examinée par Luc, le 27 mars 1896.

Signes d'exsudat tympanique. Paracentèse et douches d'air amenant une amélioration passagère. Trois jours après, léger gonflement œdémateux de la base de l'apophyse mastoïde avec douleurs derrière l'oreille, pendant que la suppuration du conduit diminue.

Application de glace sur la surface mastoïdienne durant 24 heures : disparition du gonflement et de la sensibilité, réapparition de la suppuration par le conduit.

Pendant six semaines : la suppuration de l'oreille persiste. État général peu satisfaisant. Douleurs vagues dans la moitié gauche de la tête sans localisation possible. Ni sucre ni albumine dans les urines.

Le 11 *mai*, nouveau gonflement douloureux mastoïdien prédominant cette fois à la pointe de l'apophyse et au-dessous d'elle.

Le 17 *mai*, ouverture de l'apophyse :

« Je rencontrai à quelques millimètres de profondeur, une cavité s'étendant de la base à la pointe de l'apophyse et remplie de pus. La presque totalité de la paroi externe mastoïdienne fut réséquée, partie avec la gouge, partie avec la pince coupante. Je constatai alors que la *pression exercée sur les téguments du cou, immédiatement au-dessous de la pointe de l'os, provoquait la sortie d'une nouvelle quantité de pus par un pertuis situé à la partie inférieure de la paroi profonde de l'apophyse.* Une sonde légèrement courbée ayant été introduite dans cet orifice, il me fut facile d'en faire buter l'extrémité contre la face profonde de la peau, à 2 millimètres au-dessous de la pointe mastoïdienne. Le pus renfermé dans les cellules mastoïdiennes s'était donc frayé une voie de sortie à travers la paroi interne de cette pointe osseuse et commençait à fuser dans la profondeur du cou... Laissant la sonde en place, j'incisai, couche par couche, à partir de l'extrémité inférieure de ma première incision, les parties molles, en me guidant sur l'extrémité de l'instrument sentie sous la peau.

La pointe de la sonde parut bientôt et fut poussée hors de la plaie. La partie moyenne de l'instrument restait engagée sous un pont de tissu osseux, qui fut réséqué au moyen de la gouge. Le foyer était dès lors mis à découvert dans sa totalité par une même incision. »

Lavage avec solution de sublimé à 1/1000.

Tamponnement avec de la gaze iodoformée.

Pansements renouvelés tous les 2 ou 3 jours.

8 *juillet*, cicatrisation presque complète ; persistance de l'otorrhée.

Bien que les forces semblent se relever un peu, l'otorrhée continue ; la malade accuse toujours des douleurs vagues dans la moitié gauche de la tête, un état de langueur et de fatigue inexplicable, et enfin une tendance nouvelle à la mélancolie.

Les 24, 25, 26 *juillet*, vomissements alimentaires bilieux ; redoublement des douleurs fronto-pariétales. Température : 38°.

Le 27, coma succédant à une période d'agitation et de délire nocturnes. Température 37°.

Luc, appelé à ce moment, propose une nouvelle intervention basée sur le diagnostic d'abcès encéphalique (lobe sphénoïdal ou cervelet).

Refus du Dr M..., qui s'oppose également, 2 jours après, à l'autopsie de la malade décédée le 29 juillet.

Obs. IX. — Lichtwitz (*Arch. clin. de Bordeaux*, 1896, p. 324). — M. D...,

44 ans, avait toujours joui d'une bonne santé, lorsqu'à la fin du mois d'octobre 1894 apparut brusquement un écoulement de l'oreille gauche. En même temps survinrent des douleurs dans toute la tête, mais plus spécialement localisées en arrière de l'oreille gauche, avec perte de l'appétit, fièvre et insomnie. A plusieurs reprises l'écoulement cessa pendant une journée, et les douleurs à ce moment redoublèrent d'intensité. Les soins donnés par un confrère, qui consistèrent en injections et en instillations antiseptiques, ne modifièrent en rien l'état du malade. Le cas étant envisagé comme peu grave, il ne fut pas proposé d'intervention chirurgicale.

Nous voyons le malade pour la première fois le 15 mai 1895.

A ce moment nous constatons, en arrière et au-dessous de l'apophyse mastoïde gauche, un gonflement diffus et douloureux à la pression ; pas de rougeur ni de fluctuation.

A l'examen otoscopique *on aperçoit une perforation du tympan au niveau du segment postéro-supérieur, à travers laquelle on voit sourdre du pus, notamment lorsqu'on presse sur la tuméfaction du cou.*

Audition. . . . . O. D. = 0,25.
Audition. . . . . O. G. = 0.

Diapason vertex mieux à gauche.

Rinne. . . . . . . O. D. +
Rinne. . . . . . . O. G. —

Le lavage de la caisse à travers la trompe procure au malade un soulagement de courte durée, mais l'écoulement réapparaît bientôt après très abondant. Nous recommandons au malade *de vider plusieurs fois par jour son abcès cervical, en pressant fortement,* et nous lavons tous les jours la caisse par la trompe. Malgré ce traitement, l'otorrhée persiste ; le malade ne mange plus et dort à peine deux heures. Le pouls, très accéléré, donne de 140 à 170 pulsations à la minute. La température, prise à diverses heures de la journée, est normale. L'urine ne présente ni sucre ni albumine.

Nous portons le diagnostic de maladie de Bezold et, vu l'état stationnaire du malade, nous conseillons l'ouverture de l'abcès cervical et de l'antre.

L'opération est acceptée et pratiquée le 21 juillet 1895, en présence du Dr Faguet, chef de clinique chirurgicale et de notre assistant, M. Lapalle.

Après désinfection du champ opératoire, du conduit et du pavillon, nous pratiquons une incision de huit centimètres de long, à peu près parallèle à l'insertion de la conque et à un demi-centimètre en arrière d'elle. Cette incision descend environ à 2 centimètres au-dessous de l'apophyse mastoïde. Le périoste est soigneusement détaché à l'aide de la rugine et récliné de chaque côté. La surface osseuse de l'apophyse apparaît alors plus vascularisée qu'à l'état normal ; il n'y a à ce niveau ni suppuration ni trajet fistuleux.

Avant de pratiquer l'ouverture de l'antre, nous allons à la recherche de l'abcès cervical, en détachant les divers muscles qui s'insèrent à la paroi externe et interne de l'apophyse (sterno-cléido-mastoïdien, splénius et digastrique). Ces muscles sont rabattus en avant et, à l'aide d'une sonde cannelée, nous tombons, au-dessous d'eux, dans une poche située à 4 centimètres en arrière et au-dessous de l'apophyse, d'où il s'écoule une grande quantité de pus louable, non fétide.

Dans un second temps nous ouvrons l'antre mastoïde selon les règles établies par Zaufal. A petits coups de marteau, la gouge étant constamment dirigée d'arrière en avant, nous faisons sauter la partie supérieure de la paroi postérieure du conduit osseux, en établissant ainsi une profonde et large rigole dans l'apophyse même. L'*os est notablement épaissi;* il a de 12 à 14 millimètres et présente une *éburnation considérable.* Nous tombons alors d'abord sur l'antre qui est petit, rempli de pus et de bourgeons, ainsi que quelques cellules mastoïdiennes que nous poursuivons à l'aide de la gouge jusqu'à la pointe de l'apophyse. L'évidement et le curettage sont faits avec grand soin. Enfin, en achevant de creuser l'apophyse, tout en respectant le facial, nous constatons une *fusée purulente qui se dirige vers la rainure digastrique* et nous faisons sauter tout le sommet de l'apophyse.

N'ayant pas remarqué de lésions de l'attique, nous croyons inutile de l'ouvrir. Par contre, à l'aide de cuillers tranchantes nous raclons la paroi des cellules et la poche profonde de l'abcès cervical. Ce dernier temps de l'opération touchait à sa fin lorsqu'il se produisit brusquement une hémorragie veineuse extrêmement abondante qui fut arrêtée par la compression digitale en arrière et au-dessous de l'apophyse. Cette hémorragie était probablement due à la lésion de la veine occipitale.

Lavage du champ opératoire, tamponnement minutieux à la gaze iodoformée, deux points de suture superficiels aux deux extrémités de l'incision, pansement compressif. Durée de l'opération, 3 heures environ.

Les suites opératoires ont été excellentes; pas d'hémorragies ni de fièvre. Dès le lendemain le malade commence à bien manger et à dormir, ce qui ne lui était pas arrivé depuis huit mois. Le pouls qui battait 140 à 170 pulsations tombe à 100 ou 110.

A la fin de septembre, deux mois après l'opération, la plaie rétro-auriculaire est complètement fermée. La perforation du tympan est cicatrisée.

Audition montre: contact, le malade éprouve quelques bourdonnements. Au bout de quelque temps l'audition s'améliore et les bourdonnements disparaissent.

Le 23 *mars*, le malade, guéri depuis 6 mois, est présenté par M. Lapalle à la *Société d'anatomie* de Bordeaux. L'état général est excellent; il n'existe aucun trouble de la motilité de la tête bien qu'on ait été obligé de détacher les insertions musculaires du sommet de l'apophyse.

Obs. X. — KNAPP. (*Arch. of ot.*, 1892, p. 239). — *Un cas de mastoïdite de Bezold. Ouverture de la mastoïde. Crâniotomie. Mort. Autopsie. Abcès dans le lobe temporal et dans le cervelet. Thrombose du sinus de l'autre côté.* — Mary M., âgée de 25 ans, de New-York, vint consulter le 25 septembre 1891, présentant les signes d'une double otite moyenne aiguë catarrhale.

Pas de maladies d'oreille dans l'enfance, pas de sourds dans sa famille.....
Etant alors dans le sixième mois de sa grossesse, elle prit froid et pendant trois jours présenta une surdité complète accompagnée d'une violente céphalalgie..... Des deux côtés, tympan et parois adjacentes du conduit rouges, saillantes. Pharynx normal. Irrigations ...

Vers le 20 *octobre,* apparait derrière l'oreille droite une tuméfaction rouge et sensible. *Pas d'écoulement.*

Le 23 *décembre,* après avoir été en soirée, céphalalgie violente, perte d'appétit, étourdissements de 5 minutes. La céphalalgie seule persiste.

Le 5 *janvier* 1892 ; couches normales avec exacerbation des douleurs de tète. Le gonflement s'étend en bas vers le cou, nécessite le 17 janvier une incision qui évacue beaucoup de pus, sans que la céphalalgie rétrocède.

Nausées, vomissements, étourdissements, insomnies.

L'oreille gauche est normale. A droite, les parois sont encore rouges et gonflées, la paroi postéro supérieure bombe ; *pas d'écoulement ;* tympan congestionné.

Le 29 *janvier :* une incision de 7 centimètres à la partie supérieure du sterno-cléido mastoïdien droit montre à la partie inférieure des tissus infiltrés de sérosité sanguinolente. Trépanation de la mastoïde, puis à la partie supérieure. Lavage. Drainage.

Suites de l'opération satisfaisantes.

Le 14 *mars,* subitement : céphalalgie, assoupissement, perte de l'appétit, pas de fièvre.

Un gonflement dur se manifeste à la partie supérieure du sterno-cléido-mastoïdien gauche, sur une étendue de 2 pouces. *Oreille et mastoïde normales :* pas de névrite optique. Rien du côté de la mastoïde droite qui est maintenue ouverte par un drain en argent.

Les symptômes cérébraux (stupeur, céphalalgie, perte d'appétit, nausées, embarras de la parole, chute du pouls de 80 à 60, élévation de température) persistent jusqu'au 5 avril, jour de sa mort.

Le gonflement disparut à gauche, mais revient ultérieurement. *L'oreille et la mastoïde restent saines.*

Le 5 *avril,* nouvelle opération, l'ouverture crânienne étant seulement autorisée à cette époque. Grande incision sur l'ancienne cicatrice. Mastoïde, dure-mère, sinus latéral, sains ; ouverture dans la partie squameuse du temporal à 1 centimètre au-dessus de l'apophyse zygomatique, directement au dessus du méat, pas trace de pus.

Nécropsie. — Un peu de pus sur la tente du cervelet. Surface du cerveau normale.

Le pressoir d'hérophile, le sinus longitudinal supérieur et le sinus latéral gauche étaient remplis de pus. Le pus descendait dans la veine jugulaire gauche et la pression exercée au niveau du sterno-cléido-mastoïdien refoulait le pus par le trou déchiré postérieur.

Dans le lobe temporal droit et la moitié correspondante du cervelet on constate un abcès de la grosseur d'une noisette.

Perforation osseuse de la paroi interne de la pointe de la mastoïde, conduisant au voisinage du muscle digastrique.

Examen du pus : staphylocoques blanc et doré et bacilles courts.

Obs. XI. — Wagenhauser (1888, *Arch. f. ohr.*, T. 26, p. 25). — Le malade, âgé de 56 ans, se présente le 23 mai 1885 à la polyclinique. Après avoir été à la pluie, vers le milieu de mai, il aurait éprouvé des douleurs dans l'oreille gauche. Ces douleurs disparaissent, mais, 15 jours après, elles reviennent et s'étendent à l'occiput. Le malade n'a pas constaté d'écoulement d'oreille.

État actuel. — Léger œdème mastoïdien ; la pointe de l'apophyse est sensible à la pression.... Une paracentèse donne d'abord un liquide séreux jaunâtre, mélangé de sang et de pus. Plus tard le cathétérisme et les injections font sortir des flocons de pus. Iode. Glace....

Le 26 *mai*, la perforation est fermée. Le malade est bien. Il faut une pression forte sur la mastoïde pour réveiller la douleur. Paracentèse.

Le 6 *juin*, nouvelle paracentèse. Douleurs spontanées et provoquées au niveau de la mastoïde. Douleurs occipitales térébrantes, constantes, surtout nocturnes. Glace....

Le 15 *juin*, on voit, au niveau de la mastoïde, une tuméfaction élargie qui descend le long du sterno-cléido-mastoïdien, et dont le développement n'a pas été accompagné de douleurs. La céphalée persiste malgré le libre écoulement du pus par l'ouverture tympanique. Le malade se refuse à une intervention....

Le 22 *juin*, après de nombreuses hésitations, il se décide à demander son admission à la clinique. Céphalée insupportable, insomnie complète. Légère paralysie faciale. La tuméfaction mastoïdienne est rouge et luisante. Un peu en arrière de la pointe on a la sensation d'une fluctuation profonde.

Le 25 *juin*, admission du malade, opération. Le pus jaillit de la profondeur à la désinsertion du sterno-cléido-mastoïdien. La sonde s'enfonce loin en arrière ; une large incision évacue le pus. Curettage après résection d'un pont osseux qui sépare deux points cariés à la face externe de la mastoïde. Drainage des deux cavités....

La céphalée diminue et la parésie faciale disparaît. Mais, deux semaines après, malgré le bourgeonnement rapide des deux plaies opératoires, la température remonte à 38°,6, la céphalée revient plus intense, le malade a des étourdissements, surtout dans la station verticale. Vers le milieu de la troisième semaine, l'état empire, T. le soir = 40°, céphalée, état soporeux.

Mort le 29 juillet.

A l'autopsie, on trouve des lésions de méningite suppurée étendue, plusieurs points cariés au niveau du rocher et des canaux semi-circulaires. Au niveau de la mastoïde on voit une perforation ovale de 12 millimètres de haut, à 1 centimètre en arrière de la spinasupra-meatum, et une seconde ouverture remplie de granulations, siégeant sur la face interne à 5 millimètres au-dessus de la pointe.

Obs. XII. — Choleva (*D. Med. Woch.*, 1888, p. 1006). — Anna Seibeling, 17 ans, de taille moyenne, vient à la polyclinique le 2 septembre 1897. Elle serait malade depuis la fin d'août et se plaint de douleurs dans l'oreille droite et d'écoulement purulent. L'examen confirme ces symptômes d'otite moyenne purulente aiguë.

Le 14 *septembre*, l'apophyse mastoïde est très douloureuse, la peau, non tuméfiée, est légèrement rose. Les douleurs cessent à la suite de badigeonnages iodés et d'application de glace.

Le 21 *septembre*, forte tuméfaction autour de la pointe de l'apophyse, accompagnée de vives douleurs. On éprouve une sensation vague de fluctuation à 2 ou 3 centimètres au dessous de la pointe. L'application de glace n'a aucun effet; une incision de Wilde amène une amélioration de l'état général.

Le gonflement situé au-dessous et en arrière de la pointe augmente le 25 septembre et la pression à ce niveau sur les parties molles tendues provoque l'issue, par le conduit, d'un pus épais et crémeux. Les parois du conduit, très tuméfiées, laissent voir une perforation tympanique qui se cache derrière la saillie de la paroi postéro-supérieure.

Le 26 *septembre*, on fait une incision au point où s'était manifestée la fluctuation, à 3 centimètres environ au-dessous et en arrière de la pointe et on évacue une assez grande quantité de pus épais. Une injection d'acide carbolique ressort par le conduit. La sonde arrive non seulement sur la pointe et la paroi interne de l'apophyse, mais pénètre dans les alvéoles de l'os. Drainage.

Le 27 *septembre*, état général bon ; pas de fièvre, pas de douleurs, appétit normal, sommeil bon. La perforation tympanique se ferme lentement.

Le 8 *octobre,* le drain en caoutchouc est remplacé par un tube de zinc qui pénètre dans l'os.

Le 17 *octobre,* la suppuration otique et celle de la plaie ont disparu ; la puissance auditive est normale, égale à celle du côté sain.

Le 25 *octobre,* le bourgeonnement du trajet fistuleux rend le drainage inutile.

Guérison.

Obs. XIII. — Delie (*Revue intern. rhin., otol., lar.,* 1898, VIII, 26-29). — M. X., 38 ans, souffrait d'un rhume avec céphalée telle qu'une nuit, pour calmer ses souffrances intolérables, il pompa de l'eau glacée sur toute la moitié droite de la tête ; elle coula dans l'oreille : bientôt se déclara une otite suraiguë avec douleurs térébrantes paroxystiques de toute la région auriculaire droite s'irradiant vers la tempe, l'occiput, la nuque et le cou : un foyer d'intensité inflammatoire se manifesta sur l'apophyse mastoïde dont la pointe était spécialement sensible au toucher. Au bout de quelques jours une otorrhée se déclare... Alternatives de rémission et de recrudescence accompagnant les variations de l'otorrhée, mais douleur rétro-auriculaire persistante...

Examen. — Enorme tuméfaction inflammatoire de toute la région mastoïdienne ; l'engorgement phlegmoneux s'étend vers la région temporale, descend jusqu'à l'angle de la mâchoire, et gagne la région pré-sterno-cléido-mastoïdienne, ainsi qu'une partie de la nuque... Vers le tiers postéro-supérieur de la paroi postérieure du conduit s'étale une fongosité charnue en forme de polype ; du pus s'en écoule surtout à la pression et un stylet, la traversant, tombe sur une partie osseuse dénudée. Perforation de Schrapnell... La douleur dont l'apophyse mastoïde est le siège est exaspérée par la percussion et la pression digitale ; quand cette dernière s'exerce dans l'angle formé par le sommet de l'apophyse et l'insertion sterno-cléido mastoïdien, par conséquent immédiatement derrière le bord postérieur de ce muscle, elle provoque une crépitation bulleuse très nette et fait sourdre du pus par le conduit auditif externe. La tuméfaction qui siège au-dessous de ce point ne présente pas un soupçon de fluctuation ; la pression y éveille une douleur très vive qui se répercute jusque dans le pharynx. La déglutition est parfois pénible. Cependant l'examen du nasopharynx ne montre aucun symptôme pathologique..... T. 38°,7, pouls régulier, 100.

Le Dr Delie diagnostique une perforation de Bezold, avec deux issues vers le conduit, l'une tympanique, l'autre à travers la paroi antérieure de l'apophyse.

Vu l'impossibilité de déterminer exactement l'endroit où le pus avait perforé la paroi interne de l'apophyse mastoïde, je ne pouvais préciser ni le siège, ni l'étendue du phlegmon : j'avais la certitude de la présence de pus derrière le sterno-cléido-mastoïdien ; l'empâtement rétro-maxillaire sus-hyoïdien, la gène du côté du pharynx justifiaient la crainte que le pus ne cherchât à fuser le long du digastrique ; l'endolorissement des muscles du cou, la raideur de la nuque, l'impossibilité de mouvoir la tète m'obligeaient à songer à l'éventualité d'un phlegmon situé encore plus profondément. L'idée d'un phlegmon gazeux idiopathique ou lié à une affection dentaire fut immédiatement écartée : la crépitation gazeuse à la pression était due à la présence de l'air que le pus avait charrié de l'aditus, de la caisse elle-même et des cellules mastoïdiennes. D'un autre côté rien ne me garantissait contre les complications de la fosse cérébrale moyenne ; la céphalée intense et continue, l'insomnie rebelle, un vomissement spontané la veille de la consultation, un tremblement général avec soubresaut de tendons justifiaient la crainte d'irritation des méninges. J'avais la certitude de l'intégrité du sinus latéral, il n'y avait ni cordon dur devant le sterno-cléido-mastoïdien, ni œdème de la face ou de la paroi pharyngée, ni troubles circulatoires de l'œil. Il n'existait aucun symptôme de foyer ou abcès cérébral, ni ralentissement du pouls, ni abaissement de la température, ni trouble de la vision, ni aphasie, ni hémiplégie ou paralysie quelconque, etc.

La trépanation avec contre-ouverture cervicale est refusée.... Incision de la paroi postéro-supérieure du conduit, irrigations chaudes, pansements humides, massage cervical ascendant.... Le malade se décide après plusieurs jours de vomissements et de douleurs continus.

Opération. — Incision classique rétro-auriculaire,... perte de sang abondante dans ce tissu enflammé.... J'ai détaché ensuite de la paroi antérieure de l'apophyse, la paroi postérieure et supérieure du conduit auditif externe dans toute sa longueur et à la profondeur dé 2 centimètres ; un flot de pus s'échappa sous la rugine. C'était une collection purulente emprisonnée entre l'apophyse et la partie cartilagineuse du conduit en communication avec la fistule mastoïdienne antérieure..... Trépanation à 3 millimètres en arrière de la spinasupra-meatum, un flot de pus s'échappe. Pour ouvrir les cellules mastoïdiennes, j'enlevai, avec la gouge, la table externe de l'apophyse, y compris la pointe. Cette paroi osseuse était tellement dure que deux gouges se cassèrent pendant l'opération ; la loge des cellules mastoïdiennes était très peu développée. Pour achever l'opération, j'ai pratiqué, immédiatement derrière le sterno-cléido-mastoïdien, en-dessous de son insertion supérieure, une large incision profonde de 2 à 3 centimètres ; je n'ai pas rencontré de pus, bien qu'une injection pratiquée par la section s'écoulât par l'antre et prouvât ainsi la pénétration dans le foyer purulent. Pansement... Au bout de 15 jours, toute sécrétion pathologique avait disparu. Guérison.

Obs. XIV. — Lederman (*New-York polyclinic*, 1898, XI, 97-101). — M. F.,
26 ans, prit un froid sérieux trois semaines avant son admission à l'hôpital,
le 11 mars 1897. Au cours de ce rhume, il commença à éprouver d'assez
fortes douleurs dans l'oreille droite. Du pus s'en écoula 4 jours après. Au
bout de 10 jours environ, le malade, ayant la fièvre, remarqua un peu de
gonflement derrière son oreille.

Examen. — Anémie. Oreille repoussée en avant par le gonflement siégeant sur la mastoïde laquelle est sensible à la pression. Un gonflement
marqué descend le long du bord postérieur du muscle sterno-cléido-mastoïdien, forçant le malade à porter le menton du côté opposé.

Tuméfaction considérable du conduit, spécialement de la paroi postéro-
supérieure. Tympan rouge et gonflé ; on ne peut en suivre les contours.
T. 101 3/5 F dans la bouche ; P = 100. Injections, sangsues, glace....

Ayant vu le malade le lendemain, je conclus à une opération, qui fut
faite le 13 mars. Trépanation classique de la mastoïde, l'incision se prolon-
geant vers le cou. Grande quantité de pus et de fongosités. Après nettoyage
on voit une perforation dans la pointe de l'apophyse. Une énorme quantité
de pus s'échappa de cette ouverture lorsqu'on y poussa la sonde, de même
lorsqu'on vint à presser sur le gonflement cervical. Trouvant l'os ramolli à
la pointe je l'enlevai entièrement, ce qui me permit de constater que la
nécrose s'étendait aussi à la face postérieure de la mastoïde. L'os malade
fut enlevé et se trouva limiter en dehors le sinus latéral. Ce vaisseau était
à nu sur une longueur d'un pouce, au niveau du bulbe, mais sans aucune
altération du sinus.

Pensant que des lavages suffiraient au nettoyage du foyer cervical, nous
crûmes inutile de faire une contre-ouverture. Légère compression avec la
gaze au niveau du sinus ; mèche de gaze drainant la poche cervicale. A
chaque pansement, cette cavité est lavée avec une solution de bichlorure.
Marche progressive vers la guérison.

Obs. XV. — Guye (*Nederl. tydschr. V. Genesk.*, 1897, Amst. 2. R. 419-421).
— C. Lonnée, 32 ans, entrait dans ma clinique pour y être traité, le 9 janvier 1897.

Enrhumé depuis 7 semaines, il souffrait de l'oreille gauche et avait un
*léger gonflement accompagné de douleur à la région inférieure et posté-
rieure de l'apophyse mastoïde.*

Acuité de l'ouïe D. 0,20 — G. 0.

La parole à voix basse D. CM — G. 0,05.

Je fis une paracentèse du tympan de l'oreille, après laquelle l'air, dans la
manœuvre de Politzer, passait largement *sans que le pus sortît de l'oreille.*

Je posais déjà le diagnostic probable d'une perforation de Bezold, hypothèse plus certaine deux jours après. Je fis donc subir au patient une opération mastoïdienne dans la salle du Pr Rotgans, *le 14 janvier.*

J'enlevai au ciseau toute la surface externe du sommet de l'apophyse
mastoïde. Je laissai le malade au lit et j'attendis 2 jours pour déterminer
l'endroit où je ferais une contre-ouverture, si cela était nécessaire.

Deux jours après, *le 16 janvier, on voyait. en pressant doucement le long*
de la région inférieure du crâne, le pus sortir de la profondeur de l'apo-
physe mastoïde. J'agrandis alors à la gouge l'ouverture d'où sortait le pus,
et je vis alors un large flot de pus s'écouler par une ouverture circulaire.
A l'aide d'un tampon d'ouate comprimant légèrement et d'un léger massage
répété tous les jours, le pus passait en grande quantité par l'ouverture de
la partie postérieure de la mastoïde.

Comme la situation locale s'améliorait continuellement et que le gonflement et l'écoulement de pus diminuaient chaque jour avec la compression, je résolus d'attendre encore avant de pratiquer une contre-ouverture,
quoiqu'il y eût des oscillations sensibles de température pyohémique. Elle
s'élevait le 19 janvier à 40°,8 ; plus tard, jusqu'au 24 janvier, à 39,8 ; du
25 au 28 janvier à 38,8 avec des rémissions matinales à 37.

Le 27 janvier, je fis une nouvelle paracentèse du tympan après laquelle
l'air passa largement et facilement par le procédé de Politzer, sans issue
de pus.

Après le 28 janvier, les oscillations de température pyohémique cessèrent ; le 29 janvier encore une fois 37°,6, et, après ce jour, la température
tombe sous la normale.

Je laissai bourgeonner la plaie tranquillement depuis la profondeur. Le
malade, sorti depuis 2 jours, doit venir se faire panser à la polyclinique.
Son tympan s'est cicatrisé très vite après la seconde paracentèse et malgré
les températures pyohémiques qu'il a éprouvées du 14 au 28 janvier. Il
peut être regardé comme parfaitement rétabli.

Abcès sous-mastoïdiens à propension antérieure.

OBS. XVI. — KNAPP (3. *f. Ohr.*, 1895, t. 27, p. 294). — Homme solidement
bâti, présentant depuis 5 semaines des signes de tympano-mastoïdite. A la
suite d'un traitement local, les douleurs, le gonflement et la fièvre rétro-
cèdent. Deux semaines après, la mastoïde est le siège de nouvelles douleurs. Température 38,3. On voit se développer une tuméfaction dure,
rouge, analogue à une inflammation ganglionnaire, au-dessous de l'oreille,
au niveau de la parotide ; paralysie faciale complète ; aucune tuméfaction
mastoïdienne ou sterno-mastoïdienne. On trouva deux foyers : l'un peu
considérable, avec carie et perforation au niveau de la paroi interne de la

pointe mastoïdienne ; l'autre plus important à la partie postéro-supérieure de l'apophyse mastoïde avec carie de la paroi au niveau du sillon sigmoïde. L'opération fit tomber la fièvre et les douleurs et le malade se porte bien. La paralysie faciale rétrocède.

OBS. XVII. — RANDALL (*Thérapeut. Gazette*, 1892, p. 289). — Ce malade fut amené devant nous, la semaine dernière, ayant de fortes douleurs dans le côté droit de la tête et sourd de l'oreille gauche ; celle-ci coulait abondamment depuis un mois ou plus et on en retira, il y a 10 jours, une large masse polypeuse. Il présentait des oscillations marquées de température sans que les élévations fussent jamais précédées de troubles notables. Langue fortement chargée ; regard anxieux.

Derrière l'oreille, gonflement rouge, gardant l'empreinte du doigt. La pression est très sensible, en bas, en arrière et près de la pointe de la mastoïde. Un gonflement douloureux siégeant derrière l'angle de la mâchoire permet à peine l'ouverture de la bouche. Raideur légère du cou. Une incision, en bas, sur l'os ne donna pas de pus ; aucun point fluctuant à la palpation profonde.

Diagnostic. — Perforation digastrique.....

Deux jours après, non seulement on perçut la fluctuation sous le sternomastoïdien, mais de plus la pression, en arrière de l'angle maxillaire, remplissait de pus le conduit préalablement nettoyé. L'incision précédente est élargie. La face externe de l'apophyse, mise à découvert, semble saine ; en refoulant le périoste le long de la face antérieure, je sentis un point ramolli dont l'ouverture fut aisée et donna issue à une demi-once de pus très fétide. Élargissement avec la gouge et la cuiller tranchante jusque près de la pointe. La corticale est résistante ; l'intérieur plein de pus et de fongosités. *La face interne présente une destruction étendue au niveau de la fossette digastrique ; la cavité purulente offre le volume d'une prune et s'étend en bas et en dedans sur la carotide et la jugulaire.* Injection. Extirpation des tissus morbides..... Pansement compressif.

Cinq jours après, plus d'œdème rétro-auriculaire... la cavité cervicale semble parfaitement rétractée. La sonde arrive seulement sur des surfaces granuleuses. L'audition est meilleure.... Le bon état général promet une guérison rapide.

OBS. XVIII. — RANDALL (*Thérapeut. Gazette*, 1892, p. 290, 16 mai). — Mrs Ellen B., 45 ans, vint consulter le 5 août de l'année dernière, souffrant depuis des années d'un écoulement plus ou moins abondant de l'oreille gauche ; mais depuis plusieurs mois elle avait de fortes douleurs dans l'oreille et actuellement dans tout le côté gauche de la tête... œdème sur

la mastoïde, fluctuation profonde près de la pointe, en un point légèrement sensible; aucune collection apparente le long du sterno-cléido-mastoïdien.

Incision habituelle. *Pas de pus dans les parties molles ni sous le périoste.*
La sonde poussée en avant le long de l'os fit constater un abcès de la grosseur d'un œuf de poule *en dedans et au-dessous de la pointe,* s'étendant à
3 pouces de profondeur vers la gaine des gros vaisseaux. On ne put trouver
d'ouverture osseuse, mais le liquide de lavage revint librement par le
conduit.

Drainage. Compression. Guérison en 6 semaines.

Obs. XIX. — Randall (*idem*). — Légère cicatrice, trace d'un abcès rétro-
auriculaire droit, ouvert il y a un an. — Inflammation aiguë de l'oreille
gauche; violentes douleurs durant 2 semaines; paracentèse laisse le malade plus souffrant. Gonflement douloureux de la région auriculaire qui
s'étend au cou. Vague fluctuation sous les tissus œdémaciés et infiltrés; la
pression remplit de pus le conduit préalablement nettoyé. Gonflement
marqué de la paroi postéro-supérieure du conduit, laissant entrevoir 2 perforations tympaniques antérieures. Surdité. Ouverture de la bouche
presque impossible. Gonflement, douleur, fièvre, à leur apogée.

Opération. — Incision habituelle. Corticale ferme. Abcès assez considérable entre les fibres du sterno-cléido-mastoïdien. La sonde décela une
ouverture osseuse à la face digastrique de l'apophyse. Celle-ci fut curettée,
de même les parois de la poche. Le liquide de lavage repassa librement
par le conduit. Pansement compressif, injections quotidiennes... 6 jours
après en bonne voie de guérison.

Obs. XX. — Moll. (*Revue intern. de laryng.,* 1892, p. 99). — Homme
âgé de 50 ans, ayant eu l'influenza en décembre, se présente en janvier avec
de l'otorrhée de l'oreille droite, se plaignant en même temps de douleurs
intenses dans les tempes et de diminution de l'ouïe.... Apophyses mastoïdes
normales.

Paracentèse du tympan gauche et agrandissement de la petite perforation à droite; lavage de la caisse par la trompe.

15 jours plus tard, gonflement léger de l'apophyse droite qui disparut par
un traitement antiphlogistique approprié; ensuite badigeonnages à la teinture d'iode. Le 6 février, nouveau gonflement limité maintenant à la pointe,
douleur s'étendant à toute la fosse rétro-maxillaire.

Le 20 *février.* — Ouverture de l'abcès au niveau du conduit auditif.... La
couche corticale est très dure et d'une épaisseur de plus d'un centimètre; la substance osseuse est spongieuse, très congestionnée, çà et là ramollie. Après

avoir enlevé ces parties avec la curette tranchante, on tomba sur le tissu sain. Mais à la partie inférieure de l'apophyse se trouvait un pertuis conduisant dans une cavité purulente. Cette collection était formée par l'accumulation du pus de l'abcès mastoïdien qui s'était fait jour en dedans. Drain. Injections antiseptiques.

Six semaines plus tard, à la suite d'un refroidissement, douleur dans l'autre oreille avec irradiation vers la tempe, ouïe diminuée, tympan normal. A la partie inférieure de la mastoïde, on remarquait une tumeur dure tout à fait semblable à celle qu'avait présentée l'apophyse droite. Paralysie du nerf facial..... Ouverture de l'apophyse au niveau du point douloureux. Mêmes particularités qu'à droite, guérison.....

Obs. XXI. — Bezold (*Deutsch med. Worch.*, 1881, p. 381). — Paysan, 73 ans. Vives douleurs dans l'oreille droite, 6 semaines avant l'examen. Au bout de 3 à 4 semaines, otorrhée qui est tarie depuis 10 à 12 jours quand le malade se présente. Les douleurs qui n'ont jamais cédé empêchent le sommeil. Il y a 14 jours survint dans la nuit un gonflement en arrière et au-dessous de l'oreille.

Ce gonflement, croissant régulièrement, remplit actuellement la fosse rétro-maxillaire, s'élève au-dessus du niveau du maxillaire et s'étend à 4 centimètres en arrière du lobule. Pas trace de fluctuation.

Le lendemain, 7 mai, trépanation. Incision jusqu'au delà de la pointe. A ce niveau, le pus apparaît à la section du périoste et des muscles. Il en sort davantage quand le doigt s'enfonce dans la boutonnière musculaire, en dedans, en avant et en bas. La sonde montra que j'atteignais 39 millimètres de profondeur... Trépanation de la paroi externe ; le perforateur pénétra facilement à l'intérieur et se heurta à une faible résistance, lorsqu'il eut atteint 41 millimètres dans le sens transversal : ce ne pouvait être que le muscle digastrique. Au moment où le ciseau pénétra dans la profondeur, il s'écoula encore une faible quantité de pus sans odeur.

Drainage,... apyrexie, suppuration modérée. Sortie 15 jours après; guérison.

Obs. XXII. — Mignon (*loc. cit.*, 1898, p. 326). — Le début de l'otite avait été brusque, sans prodromes, sans angine, sans coryza, ni bronchite. A la suite d'une grande marche, un jour où il faisait grand vent, P... ressentit une douleur vive dans l'oreille droite. La perforation du tympan eut lieu le huitième jour, calmant les douleurs violentes éprouvées jour et nuit. Vingt et un jours après le commencement de l'otite dont tous les phénomènes s'étaient amendés et dont l'écoulement était réduit à un suintement séreux, apparition de la complication mastoïdienne.

Douleurs apophysaires spontanées, sans irradiations, sans fièvre, sans courbature. OEdème s'étendant sur la face externe de la mastoïde, à l'extrémité inférieure du sillon rétro-auriculaire qui est comblé sous le lobule ; à la paroi postérieure du conduit auditif dont la lumière est rétrécie ; mais surtout descendant au-dessous de la pointe de l'apophyse mastoïde et s'étalant dans la région sterno-mastoïdienne jusqu'à l'angle de la mâchoire inférieure. Le sterno-mastoïdien est soulevé par une tumeur de la grosseur d'un œuf qui fait disparaître la gouttière rétro-maxillaire et le méplat situé entre le sterno et le trapèze. La peau, chaude et mobile au niveau du gonflement, a une rougeur lymphangitique ; le tissu cellulaire empâté laisse les limites de la tumeur indécises. On se rend compte seulement, par les alternatives de relâchement et de contraction du muscle qu'elle siège sous le sterno-mastoïdien. Rénitence sans fluctuation, douleurs assez vives à la pression de la région cervicale et de la pointe de l'apophyse mastoïde.

Au moment de l'opération, qui eut lieu 20 jours après le début de la mastoïdite, la tuméfaction soulève les régions mastoïdiennes et sterno-mastoïdienne supérieure. Elle commence en haut à la ligne temporale et descend un peu au-dessous de l'angle de la mâchoire, s'avançant en avant jusque sur la région massétérine et se perdant en arrière sous le trapèze. Quand on saisit l'apophyse mastoïde entre les doigts transversalement, elle parait doublée de volume et d'une dureté ligneuse. Au-dessous, fluctuation manifeste ; teinte violacée des téguments.

Aucune douleur, ni spontanée, ni à la pression, à tel point que le malade, à qui je propose l'opération, refuse tout d'abord son consentement. L'écoulement auriculaire a cessé, cicatrisation du tympan, montre à 0m,70.

Opération. — Incision de 8 centimètres de longueur, commençant à la ligne temporale et divisant verticalement le muscle sterno-mastoïdien. Du pus épais, phlegmonneux s'écoule en petite quantité de l'extrémité inférieure de la plaie. Les deux lèvres de l'incision sont fortement écartées et l'apophyse mise à nu avec la rugine. Le périoste mastoïdien épaissi et enflammé se détache avec grande facilité.

Sur le bord antérieur de l'apophyse, et à 1 centimètre au-dessus de sa pointe, on voit un petit polype grisâtre qui masque une fistule osseuse grande comme une tête d'épingle. Cette fistule communique avec une cavité résultant d'un évidement à peu près complet de la pointe de l'apophyse, et quand la fistule est élargie, la curette ramène un magma purulent épais, de la grosseur d'une olive.

Un deuxième trajet fistuleux, situé sur la paroi interne de la pointe de l'apophyse, permet au stylet de s'engager le long du ventre postérieur du digastrique.

Nous avons avec soin nettoyé la cavité mastoïdienne, abrasé sa table externe, enlevé un petit point carié de la table interne, et gratté le trajet digastrique. La nappe celluleuse sous-jacente au sterno-mastoïdien fut aussi curettée et brossée avec une gaze antiseptique. Deux mèches de gaze naphtoléc y furent fixécs et la plaie, suturée à ses deux extrémités, resta ouverte au milieu pour donner passage aux mèches de gaze. La réparation se fit sans encombre, mais le malade ne put sortir que 70 jours après.

Obs. XXIII. — Mignon (1898, *loc. cit.*, p. 322). D.-H., soldat. Le 13 février 1897, pleuropneumonie au cours de laquelle surviennent des douleurs vives dans l'oreille gauche et un gonflement rétro-auriculaire qui est incisé. Reçu le 16 mars.

Pupille gauche plus grande. Dans la région mastoïdienne et en arrière du bord postérieur de la mâchoire, saillie de la grosseur d'une orange : le point le plus saillant se trouve au niveau du bord antérieur du sterno-cléido-mastoïdien. Les bords sont diffus, quoique le supérieur s'arrète en haut du niveau de la pointe de l'apophyse qui semble pénétrer dans la tuméfaction. Le bord antérieur s'étend sur la région massétérine et il y a un peu d'empâtement à la palpation en bas dans le sillon carotidien.

Douleurs spontanées dans toute la tète, surtout à gauche. Les douleurs cervicales présentent leur maximum à la pointe de l'apophyse, dans le sillon rétro-maxillaire et tout le long du sterno-cléido-mastoïdien. Rotation de la tète difficile..... Perforation tympanique dans le segment postéro-inférieur.

Opération. — Incision près du bord antérieur du sterno-cléido-mastoïdien 30 à 40 grammes de pus phlegmonneux sous le muscle, le doigt ne touche pas la pointe de la mastoïde. Incision prolongée en haut. Trépanation, la corticale n'a qu'un millimètre d'épaisseur ; au-dessous alvéoles agrandis, séparés par des travées ramollies et remplies de fongosités grisâtres. Résection de la table externe de la mastoïde. Celle-ci une fois détruite, *on voit du côté de la rainure digastrique la petite fistule par laquelle l'infection s'est propagée dans le cou*; on la nettoie à la curette. Celle-ci est séparée de l'antre par un tissu osseux d'apparence compacte que nous laissons subsister.

Pendant que la plaie bourgeonne et se cicatrise..., des symptômes méningitiques se déclarent vers la fin de mars, accompagnés d'une otorrhée abondante..... Trépanation de l'antre. Ponctions négatives du cerveau.

Mort le 15 avril. Méningite purulente de la base. La nappe purulente se prolonge dans le canal médullaire..... Caisse pleine de pus, plafond de la caisse nécrosé.

Obs. XXIV. — Hegetschweiler (*Arch. of otol.*, *New-York*, 1897, 313-319). Le malade, 64 ans, vigoureux, se plaint, le 14 septembre 1896, de frissons et de douleurs dans l'oreille gauche et dans la tète. Trois jours après, écoulement séro-purulent strié de sang. Lavages avec solution boriquée et procédé de Valsalva. Vers le milieu d'octobre des frissons l'obligent à se mettre au lit. Le surlendemain, deux frissons plus intenses. Le 20 octobre, vives douleurs dans l'épaule gauche et la région lombaire.

Je vis le malade le 4 novembre,.... fièvre modérée 37,5 à 38,9. L'épaule gauche est gonflée et douloureuse à la pression ; douleurs spontanées dans la profondeur des lombes. Catarrhe chronique naso-pharyngé.

Otorrhée purulente très abondante à gauche ; rétraction de la partie inférieure du tympan ; dans le quadrant postéro-supérieur, petite perfora- tion que remplit une gouttelette de pus..... La mastoïde paraît normale sauf une légère sensibilité à la pression, spécialement au niveau de la pointe. Pas d'induration le long de la jugulaire.

Le frisson initial, l'ascension vespérale régulière de la température, les métastases scapulaire et lombaire, le tout en connexion avec l'otite moyenne purulente, n'était explicable que par une infection générale ayant pour ori- gine un foyer purulent situé dans l'os temporal..., processus d'ostéophlébite. Malgré de pressantes exhortations, le malade refuse la trépanation. La sécrétion se tarit peu à peu après l'agrandissement de la perforation tym- panique... Le 25 décembre l'otorrhée touchait à sa fin.

Mais l'état général était moins satisfaisant. Du 2 au 24 novembre, oscil- lations pyohémiques de la température. Les phénomènes métastatiques qui avaient disparu..., reviennent 3 ou 4 jours après le dernier frisson. La dou- leur lombaire devient presque insupportable et s'accompagne d'une tumé- faction large comme une paume de main où l'on décèle une fluctuation profonde. Incision verticale de 10 centimètres, montant de la crête iliaque, à 3 travers de doigt du rachis et à gauche... pus crémeux sous l'aponévrose dorso-lombaire.

La fièvre disparaît dans la huitaine. Le 2 décembre, apparaît un gonfle- ment œdémateux de la jambe gauche surtout prononcé autour de la che- ville ; cordon dur et sensible dans le gras du mollet ; thrombose inflam- matoire de la veine fémorale ; température élevée... Le tout s'amende.

Le 6 *janvier* 1897, 2 jours après le retour de l'otorrhée, un gonflement de la grosseur d'une noisette, très dur, se montre entre l'apophyse et la bran- che montante du maxillaire inférieur. Il progresse en largeur et en profon- deur et, en quelques jours, empêche l'ouverture de la bouche... L'infiltra- tion, se propageant en bas et en arrière, finit par atteindre d'un côté le cartilage thyroïde, de l'autre la ligne médiane du cou. En haut les inser- tions mastoïdiennes des muscles lui opposèrent une solide barrière. Nous avions là le tableau clinique de la description de Bezold....

Cependant, bien que Bezold prétende que le triple plan musculaire, qui recouvre le foyer purulent, doive sauvegarder la face externe de la mastoïde, je fus surpris de voir, le 26 janvier, la peau de cette région se gonfler et présenter bientôt une fluctuation nette qui s'étendit vers la portion squa- meuse. Cet abcès s'ouvrit le même jour dans le conduit.

J'eus l'autorisation de faire seulement une incision qui divisa les insertions musculaires sur la mastoïde afin de pouvoir drainer le foyer aussi bas et aussi largement que possible.

L'otorrhée se tarit au bout de 8 jours ; la plaie cervicale se ferme bien, *sauf une fistulette qui continue à sécréter.*

OBS. XXV. — KIRCHNER (*Mon. f. ohr.*, 1893, p. 71). — Homme de 22 ans. Diabétique. Otite moyenne aiguë. Mastoïdite, 6 semaines après. Gonflement à la pointe de l'apophyse gauche, se propageant en bas vers la mâchoire inférieure. Peu de réaction fébrile, 38,2.

Trépanation mastoïdienne. Mort 5 jours après.

Autopsie. — Suppuration du sinus transverse droit qui baigne dans le pus ; infarctus pulmonaires. Les 2 temporaux sont détruits en partie. Perforation au niveau de la pointe de la mastoïde.

Abcès sous-sterno-mastoïdiens profonds.

OBS. XXVI. — OUSTON (*Brit. Méd. Journ.* 1898. 208). Résumé in arch. intern. Lar. Otol. 1898. p. 606 (Gouly). — Jeune fille, 15 ans, se présente le 22 octobre 1895. Atteinte depuis l'âge de 3 ans d'une otite suppurée gauche, elle se plaignait depuis 6 mois de douleurs de tête parfois très violentes. Elle présentait depuis deux mois, à la partie supérieure gauche du cou, un gonflement qui avait augmenté au point de s'étendre, le jour où elle fut examinée par Ouston, du sommet de la région pariétale à la partie moyenne du cou. La tête était inclinée du côté malade.

Opération, le 30 octobre. L'incision rétro-auriculaire donne issue à un flot de pus. Le temporal et le pariétal étaient dénudés. La pointe de l'apophyse était carriée et érodée. L'abcès s'étendait profondément dans le cou sous le sterno-mastoïdien. L'antre était plein de pus. Après ablation d'un petit séquestre qui siégeait au-dessus et en arrière de l'antre, on constata à ce niveau une ouverture à travers laquelle on poussa une sonde qui permit de délimiter une cavité comprise entre l'os et la dure-mère. Un drain fut introduit dans cette cavité, l'état de la malade n'ayant pas permis de prolonger l'opération, au cours de laquelle le sinus latéral avait été ouvert.

Les suites opératoires furent normales pendant quelques jours. Le 3 novembre, la malade se plaignit de voir double. A l'ophtalmoscope on constata une neuro-rétinite intense. Les pupilles étaient légèrement dilatées. Le muscle droit externe gauche était complètement paralysé. Il existait une parésie faciale légère du côté gauche. Le membre supérieur gauche était très affaibli. Rien du côté droit ni dans les membres inférieurs.

Ces accidents s'amendèrent peu à peu et avaient disparu en mars 1896.

En novembre 1897, la malade était dans un état satisfaisant. Il lui restait encore une légère otorrhée et l'examen de l'œil révélait une atrophie partielle du nerf optique avec des taches blanches au niveau de la papille.

Obs. XXVII inédite, Luc. — FERNAND BEAUX... — 23 ans, garçon boucher.

En décembre 1895, suppuration de l'oreille gauche qui dure six semaines.

En août 1897, nouvel écoulement de la même oreille, auquel aucun traitement sérieux n'a été opposé et qui n'a pas cessé depuis.

A partir du milieu de mars de cette année, augmentation considérable de la suppuration, à la suite d'un refroidissement.

Vers le 26 mars, après de fortes douleurs mastoïdiennes, apparition d'un gonflement progressif derrière l'oreille.

Je suis consulté *le 12 avril seulement* par le malade : je constate un énorme gonflement fluctuant, occupant la région mastoïdienne gauche et s'étendant, en arrière vers la nuque et inférieurement sur tout le tiers supérieur du muscle sterno-cléido-mastoïdien.

L'examen de l'oreille, après lavage, révèle une large perforation tympanique circum martellaire. *Enfin je note (signe pathognonomique de la mastoïdite de Bezold) que la pression de la tuméfaction sous-mastoïdienne provoque l'écoulement du pus hors du conduit.*

Première opération le 13 avril.

Le malade étant chloroformé et les cheveux rasés sur une grande étendue, je pratique une longue incision verticale le long de l'attache du pavillon jusqu'un peu au-dessous de la pointe mastoïdienne. Cette incision intéresse toutes les parties molles, y compris le périoste. Elle donne issue à une grande quantité de pus sous-périosté. Cette collection vidée, je constate que du pus continue à sourdre de la partie inférieure de la plaie. Pour voir plus clair, je prolonge un peu inférieurement mon incision verticale et j'y adjoins une incision horizontale de 3 centimètres, partant de sa partie moyenne et se dirigeant vers la nuque. Je reconnais alors après exploration au moyen de la sonde cannelée que le pus vient profondément de bas en haut de dessous le bord postérieur du muscle sterno-cléido-mastoïdien et qu'il tire son origine d'un clapier logé sous le muscle à plus de 7 centimètres au-dessous de la pointe mastoïdienne. C'est à cette distance en effet que descend la sonde cannelée et c'est là qu'une pression forte exercée sur le tégument fait remonter le pus par la partie inférieure de la plaie.

Jugeant inutile de prolonger l'incision première aussi bas, je me décide à pratiquer une contre ouverture au niveau de la partie la plus déclive du foyer, là où le bec de la sonde est senti, quand on le porte fortement au dehors par un mouvement de bascule de l'instrument.

J'incise successivement à ce niveau, sur une longueur de 3 centimètres presque verticalement, la peau, puis toute l'épaisseur du muscle sterno-cléido-mastoïdien, puis un nouveau et mince plan musculaire que je crois être l'omoplato-hyoïdien et alors seulement je réussis à atteindre et à faire saillir au dehors l'extrémité de la sonde.

Au cours de cette manœuvre plusieurs branches artérielles assez fortes ont été ouvertes et pincées.

Je glisse alors dans la cannelure de la sonde un stylet porte fil entraînant à sa suite un fil et un gros drain.

Le drainage du trajet inférieur se trouvait ainsi assuré et il n'y avait plus à craindre de nouveaux progrès de la migration du pus dans cette direction; mais l'opération était loin d'être terminée. Grâce à l'incision complémentaire, dirigée vers la nuque, j'assurai l'évacuation du pus qui commençait à fuser dans cette direction.

Je procédai ensuite à l'ouverture de l'antre que je trouvai très spacieux et se continuant par les cellules mastoïdiennes jusqu'à la pointe de l'apophyse dont je réséquai la pointe de dehors en dedans jusqu'au niveau de la perforation qui avait été le point de départ de la complication cervicale.

Les cavités mastoïdiennes renfermaient, outre du pus, des fongosités qui furent soigneusement curettées. Cela fait, en inspectant le fond du foyer cervical je vis du pus s'échapper encore de derrière la face profonde de l'apophyse mastoïde. En explorant cette région avec le doigt, je constatai qu'il existait en effet derrière la face profonde de l'apophyse, au-dessous du crâne, un autre clapier rempli de fongosités que je curettai de mon mieux avec une large curette, jugeant inutile de réséquer la partie postérieure de l'apophyse pour mieux assurer le nettoyage et le drainage de cette anfractuosité.

Je cautérisai alors tous les points du foyer, tant osseux que cervical, au moyen d'une solution de chlorure de zinc au cinquième, puis toute la surface fut saupoudrée d'iodoforme et toutes ses anfractuosités tamponnées avec de la gaze iodoformée.

Un seul point de suture fut placé à l'extrémité supérieure de la plaie rétro-auriculaire. Le foyer resta ainsi largement ouvert pour le drainage de l'antre et du clapier rétro-mastoïdien.

Le conduit auditif fut également tamponné avec de la gaze iodoformée. Toutes les artérioles ouvertes avaient été liées, sauf une branche profonde sur laquelle je préférai laisser une pince à demeure pendant 24 heures.

L'opération avait duré plus d'une heure et demie sans compter la chloroformisation.

Les suites en furent d'abord très simples : la température resta normale les jours suivants.

Dès le surlendemain, 14 avril, le malade se leva et montra de l'appétit.

16 *avril*. — Le pansement est changé. Les sutures ont bien pris et je

m'assure qu'il n'y a nulle part de rétention de pus. Mais la profondeur de la plaie est énorme : je ne mesure pas moins de 8 centimètres des téguments jusqu'au fond du foyer rétro-mastoïdien.

Le 21 *avril*, le drain est supprimé et le trajet qu'il occupait est, comme les autres anfractuosités du foyer, tamponné avec de la gaze iodoformée qui est renouvelée chaque jour.

La vaste plaie commence à se rétracter.

6 *mai*. — Je cesse de tamponner le trajet cervical inférieur qui disparaît les jours suivants sous l'influence d'un pansement compressif.

24 *mai*. — La plaie se rétracte de plus en plus et fait de rapides progrès vers la cicatrisation. Cette rapidité est même inquiétante en raison de la profondeur du trajet rétro-mastoïdien dont le fond ne tend nullement à se combler et reste le siège d'une abondante suppuration que les mèches de gaze iodoformée, introduites chaque jour, sont de plus en plus impuissantes à absorber, ces mèches étant nécessairement de plus en plus minces par suite de la rétraction progressive de l'entrée du trajet.

D'autre part l'oreille est aussi le siège d'une abondante suppuration et j'en conclus à l'urgence d'une nouvelle et double intervention consistant :

1° à réséquer la plus grande partie de l'apophyse mastoïde afin de faciliter le drainage du clapier masqué par elle ;

2° à faire communiquer largement toutes les cavités de l'oreille moyenne avec le conduit auditif (opération de Stacke) après les avoir curettées à fond.

Cette seconde opération est pratiquée le 28 *mai*. La plus grande partie de l'apophyse mastoïde est réséquée cette fois, et le clapier, situé derrière elle, ainsi mis largement au jour, peut être complètement nettoyé. Dans la même séance, la loge supérieure de la caisse du tympan est curettée après résection de sa paroi externe et extraction des osselets.

Dès lors, les pansements se font avec la plus grande facilité. Ils consistent à introduire à fond 3 mèches de gaze iodoformée : l'une dans la caisse tympanique par le conduit auditif, l'autre dans la même cavité à la rencontre de la première, mais d'arrière en avant par la brèche antrale rétro-auriculaire ; la troisième dans le trajet rétro-mastoïdien largement ouvert et découvert.

Depuis cette date les pansements ont été régulièrement répétés presque tous les jours.

25 *juillet*. — On peut se rendre compte que la complète guérison n'est plus qu'une affaire de quelques semaines. Les cavités de l'oreille moyenne sont en effet en grande partie épidermisées, la brèche antrale est en voie d'occlusion et, quant au trajet rétro-mastoïdien, sa profondeur, qui, immédiatement après ma première intervention, ne mesurait pas moins de 8 centimètres, est réduite maintenant à 1 centimètre et demi.

Malheureusement le malade conserve, à la suite de ma seconde opéralion, une paralysie complète du nerf facial due évidemment à la lésion du nerf au cours de la large résection osseuse pratiquée en vue de nettoyer à fond le clapier rétro-mastoïdien.

9 août. — La plaie rétro-auriculaire, complètement cicatrisée, est transformée en cul-de-sac bien épidermisé. L'inspection de l'oreille moyenne la montre épidermisée sur presque toute l'étendue de sa surface.

La suppuration est réduite à un léger suintement.

OBS. XXVIII. — BRUN (In *th. Collinet*, p. 133). — Fillette de 10 ans, passée d'un service de médecin avec *diagnostic de méningite.*

L'enfant présentait une otite moyenne purulente de date récente ; température élevée. Vomissements ; tendance à la stupeur.

L'oreille gauche laisse écouler un pus jaunâtre. Au niveau du *tiers supérieur du sterno-cléido-mastoïdien, et, soulevant le bord antérieur du muscle, on voit une tuméfaction du volume d'une grosse noix, extrêmement douloureuse à la pression.* La région mastoïdienne n'est pas tuméfiée. *La mastoïde n'est pas douloureuse à la pression, sauf au niveau de sa pointe.*

Trépanation mastoïdienne faite d'urgence. La corticale est saine, dure et épaisse, *l'antre ne contient pas de pus.* On ouvre la mastoïde jusqu'à la pointe.

Les cellules à ce niveau contiennent quelques gouttes de pus, et ce foyer se continue avec un foyer sous-jacent cellulaire, qui est ouvert et drainé. La pointe de la mastoïde était altérée surtout du côté de sa face interne.

Phénomènes généraux disparaissent rapidement à la suite de cette intervention. Guérison.

OBS. XXIX. — TISSOT (*Dauph. médical*, 1896, p. 101). — X..., 35 ans, eut la grippe il y a un mois et consécutivement une otite moyenne aiguë suppurée du côté droit. Phénomènes fébriles, 40°, délire, pouls rapide, langue rôtie, faiblesse extrême.

Otorrhée abondante, pus jaune verdâtre. Gonflement œdémateux, rouge, douloureux à la pression, au niveau des régions mastoïdienne et sterno-mastoïdienne du côté droit jusqu'au milieu du cou. Fluctuation nette à la partie antérieure du sterno-cléido-mastoïdien. La pression sur ce point provoque un écoulement abondant de pus par le conduit.

Incision rétro-auriculaire, prolongée en bas. Face externe de l'apophyse dénudée. A la face interne, au niveau de la fosse digastrique, une portion nécrosée permet à la sonde de pénétrer dans les cellules mastoïdiennes.

Nettoyage et tamponnement... Le lendemain, pas de suppuration. Pas de détente dans les phénomènes généraux. Six jours après, coma, mort.

Autopsie. — Abcès sous-dure-mérien, méningo-encéphalite diffuse. Nécrose presque totale des cellules mastoïdiennes.

Obs. XXX. — Brieger (*z. f. ohr.*, 1895, T. 27, p. 313). Cas d'inflammation aiguë de l'apophyse mastoïde avec participation de la caisse, mais participation légère et fugace semblant indépendante. Peu à peu se développa le tableau décrit par Bezold à la suite de perforation au niveau de l'incisure mastoïdienne.

Au cours de l'opération qui eut lieu 2 mois après le début de la maladie, on trouva, sous la corticale intacte, une cavité du volume d'une noix, remplie de pus et de fongosités et contenant un séquestre. A la partie inférieure se trouvait une lamelle osseuse mince, dure, perforée. De plus, sous le sterno-cléido-mastoïdien, existait un abcès ossifluent qui descendait jusqu'au milieu du cou.

Obs. XXXI. — Grünert et Meier (*Arch. f. ohr.*, 1895, T. 38, p. 231). — Charles Sp..., 53 ans, rentier, présentant des symptômes accusés de néphrite parenchymateuse, avait ressenti de violentes douleurs dans l'oreille gauche, une semaine après des injections nasales (croûtes et sécrétion muco-purulente du nez); en même temps s'était développé un gonflement rétro-auriculaire assez considérable accompagné de fièvre et de frisson.

Entrée le 21 novembre. Inflammation phlegmonneuse autour de l'oreille gauche. Otorrhée abondante. Douleurs vives au niveau de la tuméfaction qui est surtout prononcée au-dessous de l'oreille dans la région latérale du cou. Les symptômes s'amendent sous l'influence du traitement... Mais persistance des douleurs dans l'oreille et de l'écoulement de pus qui devient épais et fétide.

Opération le 30 novembre. Incision de l'abcès sous-périosté, pus jaune verdâtre. La corticale est nécrosée; l'antre et les cellules mastoïdiennes volumineuses renferment un pus fétide. Ablation de plusieurs ganglions infiltrés le long du sterno-cléido-mastoïdien. Curettage des parois de l'abcès. Opération interrompue par des phénomènes de cyanose.

Mort le 5 décembre.

Empyème de toutes les cellules mastoïdiennes qui n'ont pas été ouvertes au cours de l'opération interrompue. La veine mastoïdienne est obstruée par un thrombus qui commençait à subir la transformation purulente. Large perforation au niveau de la paroi interne de l'apophyse, au voisinage de l'incisure mastoïdienne. Thrombo-phlébite purulente du sinus transverse; méningite; leucémie; artério-sclérose.

Obs. XXXII. — Stout (*The philadelphia polyclinic* (case II), 1895, p. 52). — Le 28 juillet 1894, H. D..., âgé de 28 ans, se présente à la clinique du Pr Randall, se plaignant de surdité et de douleurs qui auraient débuté subitement dans l'oreille gauche, deux semaines auparavant. Il pensait avoir pris froid. Pas d'otorrhée. Bouchons cérumineux dans chaque oreille. Leur extirpation, difficile, montre un conduit rouge, excorié et suintant.

Traitement habituel, mais suivi irrégulièrement, deux reprises des douleurs...

Le 20 *août*, très abattu par la douleur et par la perte de sommeil, il vient consulter...

Otorrhée abondante à gauche ; gonflement marqué et œdémateux sur la mastoïde et dans la région rétro-auriculaire. La douleur et la sensibilité sont vives dans cette région et à une courte distance le long du sterno-cléido-mastoïdien.

Nettoyage du conduit dont les parois, tuméfiées, cachent en grande partie la membrane du tympan... Après quelques jours de soins et d'amélioration, une violente douleur survint brusquement avec élévation de la température. Pendant près de trois semaines, alternatives de rémission et d'exacerbation, pendant que le gonflement s'accroît progressivement en arrière de la mastoïde. Le 10 septembre, la peau prend une teinte jaunâtre, léger ictère des conjonctives : signes d'infection générale sans cependant que la région hépatique soit douloureuse...

Opération le 12 septembre. Incision ordinaire, suivant les attaches du pavillon, d'une longueur de 5 centimètres. Incision du périoste, corticale saine et résistante. L'incision est prolongée jusqu'à la pointe de la mastoïde. Une sonde cannelée est alors poussée dans la fosse digastrique et un flot de pus jaillit au moment où on la retire, montrant ainsi que le pus avait traversé la mince lamelle interne de la mastoïde et s'était répandu dans cette région. Trépanation de la mastoïde pour assurer le drainage : la corticale, dure et résistante, est ouverte, avec la curette de Volkman, dans une étendue de 1 centimètre de large sur 1 et demi de long. Curettage. La pression cervicale, au-dessous de la mastoïde fit jaillir le pus à travers la perforation de la face externe, ce qui indiquait une libre communication entre l'abcès extérieur et la cavité mastoïdienne. Irrigations dont une petite quantité reflua par l'antre jusque dans le conduit auditif. Tamponnement à fond avec la gaze au sublimé. Points de suture profond à chaque extrémité de la plaie.

L'état général s'améliore les jours suivants, le sommeil et l'appétit reviennent peu à peu, mais la douleur persiste au niveau de la région mastoïdienne..... Le 17, on enlève le pansement ; le doigt, comprimant le sterno-cléido-mastoïdien en remontant le long de son corps musculaire, provoque l'issue du pus par l'ouverture mastoïdienne. Le 19, nouveau pansement, pas de pus à la pression. A partir de cette époque, la température s'abaisse, l'état général s'améliore. ... Le malade sort, le 28, pour la première fois. Depuis l'opération l'otorrhée n'a jamais été très abondante, elle décroît tous les jours jusqu'au 9 octobre, date à laquelle la plaie a bon aspect et se trouve presque fermée.

Le 3 *octobre* on avait extirpé du conduit un petit polype. Le 16, le malade, guéri, retourne à son travail.

Obs. XXXIII. — Ludewig (*Arch. f. ohr.*, 1890, t. XXIX, p. 293). — Otto Ackerman, 28 ans, cordonnier.

A la suite d'une otite moyenne aiguë gauche et de mastoïdite, il y eut carie de la pointe avec abcès ossifluent profond, sous-musculaire. Trépanation.

Au bout de 2 mois 16 jours, le malade sort, guéri, pour mourir, 6 mois après, de tuberculose pulmonaire.

Obs. XXXIV. — Mac Kernon (*Arch. of otol. New-York*, 1898, p. 259). — A... W..., 33 ans, natif des États Unis, entra dans mon service à l'Infirmerie, le 17 avril 1898 et me fit les déclarations suivantes :

Toujours bonne santé, pas de maladies d'enfance, aucun trouble du côté des oreilles avant ces quatre dernières semaines. A cette époque, il ressentit une vive douleur dans l'oreille gauche pendant 3 jours, puis rupture dans l'oreille et écoulement de pus. Il consulta un médecin qui agrandit l'ouverture de la membrane de la caisse, mais l'otorrhée continua, quoique moins abondante depuis. La semaine qui précéda sa venue à la clinique, la douleur s'est manifestée de nouveau dans l'oreille gauche et l'écoulement s'est accru. Dix jours après, il éprouva des douleurs derrière l'oreille et au-dessus de la région temporale gauche.

A l'examen physique : décharge abondante de pus hors du méat auditif externe gauche. Les parois supérieure et postérieure du conduit étaient affaissées et une large ouverture se montrait dans ce quadrant postéro-inférieur de la membrane de la caisse. *Les tissus recouvrant la mastoïde étaient gonflés et œdémateux.* Ce gonflement s'étendait en bas dans le cou à environ 3 pouces au-dessous de la pointe mastoïdienne. Il y avait aussi un *gonflement cervical, postérieur à la mastoïde, s'étendant en arrière vers l'occiput. Induration le long du bord du muscle sterno-cléido-mastoïdien qui était d'une extrême sensibilité à la pression.*

Température : 100°,6.

Une opération fut proposée et refusée d'abord. Le malade consentit cependant à rester à l'hôpital et on fit des applications de glace, non pour obtenir la guérison, mais comme soulagement. Le jour suivant, la recrudescence des symptômes décida le malade à subir l'opération.

Anesthésie à l'éther. Incision habituelle sur la mastoïde, à travers un tissu très épaissi. Les parties molles rétractées, la *corticale apparut blanche et plutôt saine.* On ouvrit l'antre d'où l'on retira pus et granulations. Toute la surface fut curettée et enlevée et une communication établie avec l'oreille moyenne à travers l'aditus.

Une sonde pénétra en bas, à travers la pointe de la mastoïde, dans la fossette digastrique et le pus jaillit dans l'ouverture libérée par l'instrument. La résection de la pointe découvrit la fosse digastrique et un clapier purulent se creusant un trajet en bas dans le cou, le long de la gaine de la jugulaire et des vaisseaux carotidiens. Ce trajet fut curetté et nettoyé.

Une autre perforation fut trouvée à environ 3/4 de pouce au-dessus de la pointe et en arrière, conduisant dans une collection purulente qui correspondait au gonflement extérieur et à l'œdème de la région occipitale. Ce pus fut évacué et le foyer curetté. *Le sinus était à découvert* en son milieu, et fut accidentellement ouvert avec la curette. Une très légère hémorragie eut lieu et fut réprimée par compression avec de la gaze. Chaque cavum purulent, comme l'intérieur de la mastoïde, fut comblé avec une pièce de gaze distincte; la cavité postérieure avait environ 4 pouces de profondeur.

Guérison complète. La température n'a jamais dépassé 99°,4 et le malade a quitté le service huit jours après l'opération.

Obs. XXXV.— Bœke (*Arch. f. ohr.*, 1872, p. 285). — Préparation de carie du temporal gauche où la caisse et le conduit auditif étaient transformés en une cavité vaste et informe. Le toit de la caisse était détruit sur une étendue de la largeur d'un haricot. Il y avait une seconde perforation de même étendue au niveau de la fosse sigmoïde et une troisième de la grosseur d'une noisette dans l'incisure mastoïdienne. La lame externe de l'apophyse est intacte.

L'écoulement durait depuis plusieurs années lorsque le malade vint consulter, à la suite de douleurs vives, survenues brusquement et accompagnant une tuméfaction de la grosseur d'un œuf d'oie qui suivait la direction du sterno-cléido-mastoïdien au niveau de l'angle de la mâchoire. Ce gonflement, ayant toute apparence d'un abcès ossifluent, fut incisé, et il en sortit une grande quantité de pus gris-vert et fétide. A plusieurs reprises, on enleva du conduit auditif des morceaux d'os carié. Néanmoins le malade continua pendant 2 ans à s'occuper de son commerce.

Six semaines avant sa mort, signes de tuberculose pulmonaire ; dans la dernière semaine, paralysie faciale.

A l'autopsie, outre les différents points de carie dont nous avons parlé, on trouve un abcès de la grosseur d'un œuf de poule dans la partie moyenne gauche du cerveau.

Obs. XXXVI. — Holt (*z. f. ohr.*, 1896, T. XXVIII, p. 340). — Homme de 51 ans, qui, plusieurs semaines auparavant, avait présenté des douleurs de tête. A l'examen on constate un écoulement par l'oreille gauche et un gonflement au niveau de l'apophyse. Légère élévation de température. Après 8 jours de traitement on fit une incision sur l'apophyse et on agrandit une perforation spontanée de l'os. Plus tard survint une bronchite avec frissons et fièvre (102 F). Albumine dans l'urine.

Douleurs au niveau de la plaie qui s'ouvre à nouveau. On ouvre la partie inférieure de l'apophyse et on tombe sur une cavité pleine de pus qui s'étend au-dessous et en arrière du muscle sterno-cléido-mastoïdien.

L'antre fut ouvert, on constate alors la destruction de la paroi osseuse répondant au sinus latéral. Mort 2 jours après.

Dans les *Arch. of Ot. New-York*, 1896 (p. 244, report on the 2° meeting americ.), nous voyons signalé un cas d'otite suppurée avec perforation unusuelle de la mastoïde (Holt). La perforation siégeait dans la fosse digastrique. Ce cas est-il celui que nous venons de rapporter ou a-t-il trait à un autre malade? Dans la même séance le président rapporte un autre fait du même genre.

Obs. XXXVII. — Luc (*Arch.*, 1896, p 7). — Le 29 novembre 1895, j'étais consulté par M. G., industriel, âgé de 56 ans, pour une abondante suppuration de l'oreille droite, survenue, sans cause apparente, sans douleurs préalables, 2 mois et demi auparavant, et compliquée, depuis 3 semaines, d'un gonflement de la moitié droite du cou, qui, au dire du malade, s'était secondairement étendu à la région rétro-auriculaire.

Otorrhée abondante... Fluctuation rétro-mastoïdienne... Impossibilité du cathétérisme. Gommes syphilitiques ulcérées occupant surtout la moitié droite du naso-pharynx et englobant l'orifice de la trompe de ce côté qui était à peine reconnaissable. Le malade avoua, d'ailleurs, avoir été traité, une vingtaine d'années auparavant, pour des accidents spécifiques bien caractérisés. Traitement spécifique.

Opération le 30 novembre. Incision rétro-auriculaire classique ; pus en abondance sous les parties molles. Corticale intacte... L'os est néanmoins trépané : à 5 ou 6 millimètres de profondeur, on tombe sur un antre spacieux rempli de pus. La cavité antrale s'étendait jusqu'au voisinage de la pointe mastoïdienne... Large résection avec les pinces coupantes de Major.

La suppuration datant déjà de près de 3 mois et se montrant compliquée de la présence de fongosités, je crus devoir étendre mon intervention à la cavité tympanique en abattant la moitié supérieure de la paroi postérieure du conduit auditif, puis la paroi externe de la logette des osselets. La large brèche ainsi créée fut minutieusement curettée et touchée avec une solution de chlorure de zinc à 1/5, puis tamponnée avec de la gaze iodoformée.

Durant ce tamponnement, le Dr Bresson m'avait fait remarquer que du pus paraissait suinter encore du fond de la cavité antrale, mais je n'avais pas accordé à cette constatation toute l'attention qu'elle méritait. Je devais avoir bientôt l'occasion d'en reconnaître la justesse et la valeur.

La température du malade étant restée normale consécutivement à l'opération, je ne levai le pansement que 3 jours plus tard, le 3 décembre. J'eus alors la désagréable surprise de faire les constatations suivantes :

1° Le gonflement cervical s'était accru, soulevant manifestement le muscle sterno-cléido-mastoïdien du côté droit ;

2° La moindre pression exercée sur la moitié supérieure de ce muscle provoquait l'expulsion d'un flot de pus, du fond de l'antre mastoïdien au voisinage de la pointe de l'apophyse;

3° La plaie se montrait sphacélée par places. Cette dernière constatation me donna immédiatement l'impression que j'avais affaire à un diabétique. Désirant être fixé sans retard à ce sujet, j'examinai séance tenante l'urine du malade et y déterminai, au moyen du réactif cupro-potassique, un abondant précipité d'oxydule de cuivre. Le dosage du sucre, pratiqué 2 jours plus tard, alors que le malade était soumis au régime des diabétiques, donnait encore 44 grammes par litre.

Quant aux particularités notées plus haut, elles ne pouvaient s'expliquer que par l'issue du pus mastoïdien par la face interne de l'apophyse au niveau de la fossette d'insertion du digastrique et par sa descente sous le muscle sterno-cléido-mastoïdien, le long de la gaine des gros vaisseaux du cou...

Le 4 décembre, seconde opération... Je reconnus soigneusement le pertuis situé au fond de l'antre mastoïdien et d'où s'échappait un flot de pus à chaque pression exercée sur la tuméfaction du cou, et je cherchai à y introduire de haut en bas une sonde, dans le but d'en faire saillir inférieurement l'extrémité et de me guider sur elle pour une contre-ouverture... Tentatives vaines ; résection presque totale de la mastoïde...

Quand l'apophyse eut été complètement enlevée je trouvai, en dedans d'elle et tout autour de la fistule par laquelle se déversait le pus, d'abondantes fongosités s'étendant à la portion contiguë de la base du crâne. J'en pratiquai soigneusement le nettoyage au moyen d'une curette dont le tranchant était exclusivement dirigé en haut, vers la surface osseuse, précautions non superflues, car la veine jugulaire interne était manifestement reconnaissable au fond de la plaie.

De nouvelles tentatives pour faire pénétrer une sonde de bas en haut dans le foyer cervical ayant échoué, je me décidai à attaquer directement la partie la plus déclive de ce dernier, à l'endroit précis où la pression exercée sur le muscle sterno-cléido-mastoïdien provoquait la sortie du pus par la fistule rétro-auriculaire. A cet effet la plaie fut prolongée inférieurement jusqu'au point en question situé à 4 centimètres au-dessous du niveau de l'angle de la mâchoire ; le muscle sterno-cléido-mastoïdien fut reconnu et disséqué d'avant en arrière jusqu'à ce que son bord postérieur apparût et pût être attiré en avant. *La gaine des gros vaisseaux du cou se montra alors, offrant une teinte jaunâtre anormale due à la présence du pus à son intérieur.* Elle fut soulevée avec une pince à dissection et déchirée au moyen d'une sonde cannelée. Le pus s'échappa aussitôt. Le doigt introduit dans la boutonnière ainsi créée nous révéla que nous avions ouvert le foyer tout près de sa limite inférieure. Je réussis alors à passer de bas en haut, par cette même boutonnière, la longue sonde boutonnée en argent construite par Major sur mes indications pour l'installation d'un drain dans le sinus frontal, et à la ressortir par la fistule rétro-auriculaire.

Cette sonde servit à loger un gros drain dans toute la longueur du trajet. Toutes les anfractuosités de l'énorme plaie furent soigneusement tamponnées avec de la gaze iodoformée. Un seul point de suture fut appliqué, au niveau d'une bifurcation de l'incision opératoire, rendue nécessaire pour la mise en évidence du bord postérieur du muscle sterno-cléido-mastoïdien...

Le lendemain, 6 octobre, élévation de la température,... puis délire, coma. T = 40°. Mort le 7 octobre.

Abcès de la nuque et du dos.

OBS. XXXVIII. — MENDEL (*Arch. intern. Lar. otol.*, 1896, mai, p. 6). — M. M..., professeur, âgé de 32 ans, est pris de grippe en janvier 1895. Trois semaines après le début de cette affection, il est pris de violentes douleurs dans l'oreille gauche.

Je puis constater à ce moment l'existence d'une otite moyenne aiguë classique : le tympan rouge et gonflé se perfore spontanément sous l'influence d'un effort violent que fait le malade en se mouchant. L'écoulement s'établit, je prescrivis le traitement usuel. Jusqu'ici rien que d'ordinaire.

Mais, 15 *jours après le début* de la suppuration, le malade se plaignit d'une douleur singulière dans le côté correspondant du cou : il ressentait, au-dessous de l'occipital, dans le masse musculaire, à 3 ou 4 centimètres du bord postérieur de l'apophyse, *une gêne très caractérisée, notamment pendant la rotation de la tête*. Néanmoins, l'écoulement était toujours assez abondant, et j'avais déjà pratiqué un débridement du tympan dans le but de le faciliter quand, vers le milieu de mars, *soit un mois et demi après le début de l'otite, le malade attira mon attention sur ce fait qu'en pressant, au niveau du point douloureux, une certaine quantité de pus était chassée de la caisse à chaque pression*. Je dois faire remarquer que rien au dehors ne distinguait le point douloureux cervical, ni rougeur, ni chaleur, ni fluctuation, soit superficielle, soit profonde.

Pendant ce temps, la caisse paraissant guérie, le tympan avait une tendance nette à se reformer. Mais à mesure que l'orifice tympanique se rétrécissait et que la quantité de pus excrétée était moindre, la douleur cervicale augmentait et les mouvements de rotation de la tête étaient pénibles. Je pris donc le parti de maintenir largement ouvert le tympan et je dus le rouvrir cinq fois. Par là, après expression de la poche, je pouvais verser de la glycérine phéniquée à 1/20 ; lorsque la solution pénétrait dans la caisse, je recommandais au malade de presser sur le point cervical douloureux et l'on voyait par le conduit s'échapper des bulles d'air, tandis que le patient sentait le liquide pénétrer profondément. Il était évident que la glycérine phéniquée pénétrait dans la petite poche cervicale et y prenait la place du pus préalablement chassé.

Quoi qu'il en soit, le 1ᵉʳ mai, soit trois mois après le début de l'otite, le tympan était réparé définitivement, le point occipital n'était plus aucunement douloureux et il n'y avait plus d'écoulement d'aucune sorte.

Obs. XXXIX. — Moos (1893, *z. f. ohr.*, p. 314. *Arch. f. ohr*, T. 35, p. 130). Résumé de Collinet, p. 168. — A. C..., 39 ans, brasseur, robuste, eut, dans l'enfance, une double otite moyenne suppurée à la suite de la scarlatine.

En *février* 1892, influenza, puis écoulement de l'oreille droite s'accompagnant de douleur et de gonflement de la région mastoïdienne. Quand l'écoulement est peu abondant, il y a des douleurs assez fortes dans la tête. Depuis un certain temps, augmentation de volume à la nuque, douleur, raideur à ce niveau et dans le dos.

31 *mai* 1892. — Pus dans le conduit auditif droit ; petite perforation au centre du tympan. Beaucoup de pus dans la caisse. En arrière et un peu à la partie moyenne de l'apophyse mastoïde se trouve une tuméfaction de la grosseur d'une noix, de consistance pâteuse, non rouge, à peine douloureuse. La pression sur elle augmente légèrement l'écoulement d'oreille. Mouvements de la tête impossibles. Raideur de la colonne vertébrale et de la nuque. Paracentèse du tympan, lavages boriqués. Écoulement très abon·dant de pus, où on trouve du staphylocoque par l'examen sur lamelles.

4 *juin*. — Incision sur l'apophyse mastoïde jusqu'au niveau de la tuméfaction. Hémorragie abondante ; au-dessous et en arrière, les tissus sont infiltrés, sans cependant qu'on y trouve du pus. L'os est sclérosé de part en part, on l'ouvre au ciseau, et on s'arrête à 1ᶜᵐ,8 de profondeur. Tamponnement à la gaze iodoformée.

5 *juin*. — Pas de fièvre, pas d'écoulement.

8 *juin*. — Écoulement abondant et subit par l'oreille. La nuque est un peu dégagée.

9 *juin*. — Le matin, suppuration modérée ; le soir, écoulement abondant tout à coup. Les mouvements de la nuque se font mieux.

Du 17 au 20 *juin*, l'écoulement est plus abondant que dans la dernière semaine. Massage de la région mastoïdienne et des parties voisines.

28 *juin*. — Un peu au-dessous et en arrière du point où on a opéré, apparaît de l'empâtement et de la tuméfaction et tout à coup un abondant écoulement de pus se renouvelle. Il diminue jusqu'au 29 juin pour disparaître complètement. Le gonflement est diminué par le massage, il se produit du vertige et des bourdonnements ; après le massage, sensation de bourdonnement.

Fournié.

7

30 *juin*. — Pas d'écoulement d'oreille, même pendant le massage. Pour la première fois celui-ci ne provoquait pas de vertiges ni de bourdonnements.

28 *juillet*. — Guérison complète.

Obs. XL. — Gradenigo (*Arch. ital. di otol.*, p. 484). Résumé de Collinet, p. 161. — Homme, 59 ans. En octobre 1894, otite moyenne aiguë purulente gauche, mastoïdite, abcès sous-périostique. Incision de cet abcès. Fistule mastoïdienne consécutive. Le 10 août 1895, douleurs de tête assez violentes. Rien à l'examen ophtalmoscopique. Ouverture de l'antre mastoïdien ; perforation spontanée de l'os au niveau de l'émergence de la veine mastoïdienne qui est thrombosée. Ouverture et nettoyage de la veine. Thrombose du sinus qu'on n'incite pas, à cause d'absence de manifestations pyémiques. La paroi interne de l'antre est perforée et laisse passer du pus, surtout quand on presse sur les masses musculaires de la nuque. Un stylet courbe, introduit dans l'orifice osseux, pénètre à 8 centimètres au-dessous et en arrière de la pointe de l'apophyse ; on peut le sentir sous la peau de la nuque. Incision en ce point. Au bout de 3 semaines, le drainage étant insuffisant, on réunit les deux incisions. Fièvre, agitation, coma ; mort le lendemain de cette seconde intervention.

Autopsie. — Infiltration purulente sous pie-mérienne, abcès cérébelleux de la grosseur d'une noisette à la base de l'hémisphère gauche.

Obs. XLI. — Vulpius (*Arch. of otol.* New-York, 1893, p. 391). — Jeune femme de 28 ans, vue le 5 mai 1893... Otorrhée du côté gauche, ayant allégé depuis 9 jours, une vive souffrance de 48 heures dans l'oreille ; le retour des douleurs la fait recourir aux soins médicaux. Membrane du tympan congestionnée, saillante, perforée dans sa moitié postérieure ; région mastoïdienne sensible, légèrement œdématiée.

Trois paracentèses successives (5, 8, 13 mai) n'empêchent pas l'inflammation mastoïdienne de progresser et le 14 on note un gonflement bien circonscrit, fluctuant, derrière l'attache du pavillon au niveau de la paroi supérieure du conduit. Aucun signe ne décelait, pour l'issue du pus, une autre région de la mastoïde.

Opération le 15... Abondance de pus sous le périoste et dans l'antre qui fut ouvert à la gorge, à 7 millimètres de profondeur. Pas de communication visible entre ces deux foyers, à travers l'os... Je fus conduit en bas par la sonde jusqu'à la pointe de la mastoïde et je constatai alors à ce niveau une perforation à travers laquelle une pression sur les côtés du cou faisait jaillir une grande quantité de pus. Ce pus venait d'un clapier caché très profondément sous le muscle sterno-cléido-mastoïdien et sous le splénius, s'étendant en arrière jusque près de la ligne médiane de la nuque. Parois tapissées de granulations molles. Curettage. Contre-ouverture au point le plus déclive.

Pansement renouvelé 5 jours après, puis 4 jours plus tard. La plaie est fermée en 6 semaines. L'écoulement s'est tari une semaine environ après la dernière paracentèse ; 8 jours après, la perforation tympanique est cicatrisée. L'audition était presque normale 6 semaines après l'opération.

Obs. XLII. — Gorham Bacon (*Arch. of otol.* New-York, 1889, XVIII, 301). — André B., 30 ans, vu le 24 octobre 1888, ressentit pour la première fois des douleurs dans l'oreille gauche, il y a un an, après avoir pris froid ; simultanément otorrhée et sensibilité légère de la région rétro-auriculaire. Depuis novembre dernier, otorrhée plus ou moins abondante. Une incision fut faite en septembre sur la mastoïde... Un orifice fistuleux persiste au niveau du bord inférieur du lobule. Un stylet arrive facilement dans les cellules mastoïdiennes.

Opération le 24 octobre. — Incision rétro-auriculaire... Agrandissement d'un point carié et ouvert ; 1 drachme et demi environ de pus et de granulations. Lavage au sublimé, drainage avec un tube d'argent, curettage du trajet original...

26 *octobre*. — Pansement renouvelé ; plaie bonne. Une cavité située en arrière et au-dessous de la pointe fut ouverte et curettée le jour de l'opération. Un stylet montra que le pus, collecté dans la mastoïde, avait fistulisé la pointe apophysaire et s'était insinué dans les couches profondes en arrière, en bas et en dedans.

1er *novembre*. — La poche inférieure est lente à se combler...

17 *décembre*. — Le trajet tend à se fistuliser et le pus se collecte dans les parties déclives où l'on sent une induration des tissus. Un stylet pénètre en bas, en arrière et en dedans vers la troisième vertèbre cervicale, à 4 pouces de profondeur. Pas de carie vertébrale. Contre-ouverture au point déclive... Second prolongement partant de l'ouverture supérieure de la première poche et conduisant en avant vers l'angle de la mâchoire, lavage sublimé, drainage...

Bourgeonnement lent, malgré les stimulants... La poche inférieure est comblée le 1er avril, le trajet mastoïdien le 4 mai. Le malade est ensuite hospitalisé pour bacillose pulmonaire.

Obs. XLIII. — Kretschmann (*Arch. f. ohr.*, 1886, t. XXIII, p. 228). — H. Stiemerling, 48 ans, attrapa un refroidissement dix semaines avant sen entrée ; douleurs dans l'oreille gauche et bientôt gonflement derrière le muscle de l'oreille, accompagné d'otorrhée. La tuméfaction gagne vers la nuque, les douleurs devinrent insupportables, et le malade dépérit.

A son entrée, on note une température très élevée ; le pouls est petit et fréquent. Du conduit auditif gauche sort une grande quantité de pus épais, surtout quand on presse en un point fluctuant de l'abcès rétro-auriculaire. Jusqu'au milieu du cou en bas, jusqu'à la ligne médiane de la nuque en arrière, la peau est rouge, chaude, dure, infiltrée, le malade ne pouvant faire le moindre mouvement de tête.

Opération immédiate. Incision habituelle, parallèle à l'insertion du pavillon, sur laquelle on fait tomber une seconde incision perpendiculaire, vu la gène apportée par l'infiltration des parties molles. L'os est dénudé dans une assez grande étendue. Le doigt, introduit dans la plaie, arrive derrière la mastoïde. Les parties latérales de l'apophyse étant intactes, on ouvre l'os et à 3/4 de centimètre de profondeur on voit sortir du pus épais. La sonde introduite, et dirigée vers la face interne, rencontre le doigt passé derrière le processus. L'ouverture osseuse est élargie. Double drainage intra et extra-osseux.

Le lendemain la fièvre était tombée. Au bout de huit jours, tarissement de l'otorrhée, disparition de l'œdème. La plaie bourgeonne bien.

Dix jours après élévation brusque et notable de la température. Douleurs vives dans la nuque. A deux travers de doigt de la ligne médiane postérieure, se montre un point rouge, douloureux, infiltré, de la largeur d'une pièce d'un franc. La fluctuation s'y manifeste quatre jours plus tard. Une incision fait sortir une grande quantité de pus. La sonde, introduite dans la plaie, arrive sur l'os dans la direction de la pointe de la mastoïde. Le liquide de lavage ressortit par l'ancienne brèche osseuse.

Disparition des douleurs, cicatrisation aidée par des cautérisations répétées.

Dix semaines après l'opération, le malade, guéri, est rendu à la liberté.

Obs. XLIV. — Guttman (*Arch. of otol. New-York*, 1898, XXVII, 23-25). — M. E... Sch... se présente à moi pour la première fois, le 15 janvier 1896. Suivant ses dires, son oreille gauche jetait du pus depuis huit ans, l'écoulement ne présentant que de fugitives rémissions. Il y a 3 semaines, le malade prit un vif refroidissement et, depuis, son otorrhée est beaucoup plus abondante. Une tuméfaction s'étendant sur les parties latérales du cou, s'est développée en arrière de l'oreille gauche. Actuellement, il ressent de *fortes douleurs dans le côté gauche de la tête, spécialement dans l'occiput.*

État actuel. — Le malade, âgé de 31 ans, est de constitution saine et robuste. Pouls 90°. Température 100°. F.

Le nez et la gorge sont le siège d'une hypertrophie chronique qui est surtout marquée sur les deux cornets inférieurs. Le pavillon de l'oreille est repoussé en avant. La peau qui recouvre la mastoïde, particulièrement à la partie inférieure, est rouge et tuméfiée. Cette tuméfaction se prolonge en bas, sort de la fosse rétro-maxillaire et tend vers le muscle sterno-cléido-mastoïdien à une distance d'environ 2'' au-dessous de la pointe de la mastoïde. Aucune fluctuation nette.

A l'examen par le speculum auri, le conduit auditif paraît normal; le tympan manque dans la plus grande partie et il y a un écoulement purulent de l'oreille moyenne. Après avoir retiré le pus, la muqueuse de l'oreille moyenne apparaît rouge, tuméfiée et couverte de petites granulations. La paroi postérieure et supérieure du conduit ne fait aucune saillie.

L'apophyse mastoïde était pleinement douloureuse à la pression.

Puissance auditive normale à droite; à gauche, on a $\frac{10}{40}$ avec la montre.

J'ordonnai le nettoyage de la caisse et conseillai une opération. Le gonflement et les douleurs de tête ne rétrocédant pas pendant les 4 jours suivants, le malade vint à l'Institut des yeux et des oreilles de New-York et consentit à se faire opérer.

Je fis l'incision habituelle en arrière de la paroi supérieure du conduit auditif jusqu'à la pointe de la mastoïde avec l'intention primitive d'entrer dans l'antre. Après avoir fait une facile hémostase, je mis l'os à découvert. Il était blanc et d'apparence absolument saine.

En attaquant les assises supérieures de l'os, je constatai que sa structure, très résistante, *rappelait celle de l'ivoire*. Lorsque j'eus ciselé un trou d'environ 15 millimètres de profondeur, je pénétrai dans l'antre, très petit et rempli de granulations; mais aucune trace de pus. *Je creusai alors un canal à la pointe de la mastoïde. Le tissu était là, beaucoup plus friable et les cellules plus larges. Après avoir ainsi creusé en bas et en dedans, je vis apparaître du pus, surtout en pressant sur l'abcès situé plus bas.*

Le sondage de cette cavité me montra que l'abcès avait une étendue de 4 centimètres en bas et 2,5 centimètres *en arrière vers les vertèbres cervicales*, s'enfonçant sous la nappe musculaire du cou. Ayant introduit un conducteur, j'ouvris l'abcès en bas et en arrière, fis pénétrer un drain et recouvris la plaie d'un pansement.

Ce dernier fut changé le troisième jour.

Pas de fièvre; les maux de tête ont disparu et le malade se sent très amélioré. La guérison de la plaie s'effectua sans encombre, si bien que, deux semaines après l'opération, le malade sortait de l'hôpital.

Trois jours après...., l'otorrhée a complètement disparu et l'audition est normale.

Obs. XLV. — Brun (in th. Collinet, p. 164). — B. Alphonse, 12 ans, entre à l'hôpital des Enfants-Malades, le 21 décembre 1896, avec des phénomènes de mastoïdite aiguë s'accompagnant de fièvre. Température 41o2. Il a un écoulement de l'oreille gauche depuis neuf ans et a commencé à souffrir depuis le mercredi 16 décembre. Les douleurs, en arrière de l'oreille gauche, empêchent le sommeil; l'enfant est agité; il a vomi deux fois le 17 décembre, une fois le 19. Il est pâle, abattu et a l'air profondément affecté.

22 *décembre.* — La température du matin est encore de 40°,6. Le pouls est régulier à 120. On observe un gonflement de la région latérale gauche du cou descendant à 3 ou 4 centimètres au-dessous de la pointe de la mastoïde. La région mastoïdienne n'est pas tuméfiée, la peau n'y présente pas de rougeur appréciable; mais cette région *ainsi que la tuméfaction du cou* sont *extrêmement douloureuses à la pression.* Du côté de *l'œil gauche* on observe une *légère stase,* se manifestant par un bord diffus de la papille et une légère dilatation des veines.

... Diagnostic : *phlébite du sinus consécutive à une mastoïdite.*

Opération le jour même. Incision le long du sillon rétro-auriculaire. La *corticale est d'apparence verdâtre.* Ouverture large de la mastoïde dont la paroi externe est très épaissie mais non indurée... L'antre, plein de pus, est curetté; le sinus, mis à nu, a une paroi souple, on ne l'ouvre pas... Curettage de la caisse.

Un stylet, introduit dans la cavité de l'antre par en bas, dans la direction de la pointe de la mastoïde, s'enfonce à une grande profondeur dans les tissus du cou. L'incision est prolongée par en bas, de façon à drainer une collection profonde au niveau *de la face interne de la mastoïde...* L'hypothèse de phlébite du sinus est écartée. Le soir la température descend à 38°.

23 *décembre.* — Pansement très fétide. Hémorragie veineuse...

24 *décembre.* — Douleur vive exagérée par la pression et gonflement à la partie postérieure du cou à gauche. Douleur et gonflement au niveau du dos, le long du bord interne de l'omoplate gauche, temp. m. 39°,4; s. 40°,4.

25 *décembre.* — La zone gonflée et douloureuse s'est étendue jusqu'à la région lombaire gauche T. m. 40°: s. 40°,4. L'œdème est plus accusé à la partie inférieure : deux ponctions exploratrices ne donnent que de la sérosité.

26 *décembre.* — La partie inférieure du cou n'est plus douloureuse. Sur le bord axillaire de l'omoplate, la peau est soulevée par l'œdème du tissu cellulaire... Dans toute l'étendue du dos, la peau est pâle... auscultation pulmonaire normale.

Denx incisions sont faites, l'une à la partie inférieure du rebord axillaire de l'omoplate, l'autre à la partie inférieure de l'œdème... la seconde seule donne du pus fétide en petite quantité et fait voir des tissus infiltrés verdâtres.

Les jours suivants..... nouvelles incisions ; sérosité fétide, frissons, température autour de 38. Anurie.

29 *décembre.* — Respiration haletante. Râle trachéal. Souffrances vives. Mort avec une température de 41°.

Autopsie. — Putréfaction des parties infiltrées. *Fusée purulente sous le sternum jusqu'au diaphragme.* Péricarde sain.

Adhérences pleurales lâches dans toute l'étendue des 2 poumons. Dans la plèvre droite 40 à 50 grammes de liquide purulent dans 3 ou 4 petites loges pariétales et diaphragmatiques. Dans chaque poumon 2 cavernes superficielles remplies de liquide noirâtre ayant la même odeur que les autres lésions.

Rien dans les méninges, ni dans le cerveau et le cervelet. La partie inférieure du sinus latéral gauche est oblitérée par un caillot de 5 à 6 centimètres de long, s'étendant dans la partie supérieure de la jugulaire qui est entourée de tissu infiltré ; purulent et d'aspect gangréné. L'extrémité du sinus est remplie de matière liquide noirâtre et communique largement avec l'excavation faite dans la mastoïde.

Recherches bactériologiques négatives. *Pas de vibrion septique* malgré l'apparence gangréneuse des lésions.

Abcès pharyngés.

Obs. XLVI. — Guye (*Arch. of Otol.*, 1892, p. 321). — *Ozène chronique. Otorrhée de courte durée. Perforation spontanée à la partie interne du processus mastoïdien. Céphalalgie tenace. Ouverture de l'antre. Abcès rétro-pharyngien. Opération. Guérison.* — M. H..., âgé de 65 ans, se confia à mes soins en janvier 1891. Il avait depuis 5 ou 6 ans un catarrhe chronique du nez avec hypertrophie de la muqueuse, formation de croûte, fétidité et anosmie. Brusquement il eut des bourdonnements dans l'oreille suivis le lendemain d'otorrhée. L'écoulement cessa après quelques jours de traitement, mais *non les douleurs au niveau de la mastoïde et dans la moitié gauche de la tête...* Refusant toute opération, le malade se mit dans les mains d'un *masseur qui le traita pendant 4 mois :* la céphalalgie devint plus vive pendant qu'un *gonflement dur se manifestait peu à peu à la partie inférieure du crâne.*

Je le revis le 27 *janvier* 1892. *Pas d'otorrhée ;* la paroi postérieure du conduit bombait ; *pas de sensibilité mastoïdienne, mais céphalalgie violente dans toute la moitié gauche de la tête avec exacerbations nocturnes.* Gonflement dur et sensible le long de la partie inférieure du crâne.

Audition G = 0, D = bonne.

Le 7 février seulement, *ouverture de l'antre,* lavages, évacuation du pus. Corticale épaisse ; cavité antrale large, où nous laissons un drain. *Deux semaines après, le gonflement était plus apparent au-dessous et en arrière de la mastoïde et la fluctuation s'étendait vers la nuque. La pression à ce niveau faisait jaillir le pus de la fistule.* Cependant pas de fluctuation superficielle qui pût marquer la place d'une incision. Un de mes collègues pensant à une collection sous-périostée, je fis une longue et profonde incision en arrière et en bas, allant de la fistule au bord de l'apophyse. Pas de pus. Cependant la tuméfaction rétrocéda et la *pression cervicale ne donna plus de pus par la fistule jusqu'au* 17 *mars.* A cette époque le malade se plaignit de gêne pour avaler. L'examen du pharynx montra un large *abcès rétro-pharyngien* qui occupait toute la moitié gauche du pharynx et présentait une fluctuation nette. Incision ; grande évacuation de pus. Irrigations quotidiennes avec maintien de la béance de la plaie. Quatre jours après, déglutition impossible, gonflement pharyngien marqué, mais plus profond. Ouverture de 2 nouveaux abcès. Le massage du cou provoqua l'issue du pus par le pharynx pendant quelque temps, puis l'infiltration du pharynx disparut.

Le 20 *mai*, le drain est retiré.

Cicatrisation progressive. Disparition des bourdonnements. Légère sensibilité au niveau de la profonde cicatrice de l'antre. Paracentèse le 20 juin, douche de Politzer.

Le 31 *décembre*, guérison complète.

Obs. XLVII. — Guye (*Arch. of ot.*, 1892, p. 319). — Le 17 octobre 1887, Je vis pour la première fois M. B..., âgé de 50 ans, en consultation avec le Dʳ Grœneboorn. Le malade avait ressenti des douleurs dans l'oreille 11 jours auparavant et peu après apparut un écoulement avec sensibilité de la mastoïde. Deux incisions de Wilde montrèrent l'absence de pus tout en apportant chaque fois au malade un soulagement passager. Peu à peu dans *le cou et dans la fosse rétro-maxillaire se développa un gonflement dur et sensible, lequel, en l'absence de fluctuation, fut attribué à une adénite avec infiltration œdémateuse. Violente douleur de l'oreille* jour et nuit; *paralysie faciale complète* depuis la veille. Je trouvai une perforation tympanique, des granulations dans le conduit auditif et un catarrhe chronique nasopharyngien. Le procédé de Politzer ne donne aucun résultat...

Le 8 *novembre*, je revis le malade. Il était repris à nouveau mais plus gravement. Une production polypeuse, sortant d'une fistule siégeant à la paroi postérieure, fut extirpée. *Du pus s'écoula par la fistule, surtout en appuyant sur le gonflement sous-mastoïdien.* Ceci fut d'abord inexplicable pour moi, mais, me souvenant du cas de Bezold, je vis qu'il y avait eu une *double perforation spontanée de l'antre, l'une passant dans le conduit auditif externe, l'autre à travers la paroi interne de l'apophyse.* Si l'on pressait sur l'abcès, le pus rentrait dans l'antre par l'une des perforations pour s'échapper par l'antre... 11 jours plus tard, je trouvai un *point fluctuant sur le bord antérieur du sterno-cléido-mastoïdien;* une incision évacua une grande quantité de pus. J'enfonçai un drain en caoutchouc et y injectai de l'eau qui ressortit librement par l'oreille.

Lavages répétés par le drain.

Six mois après, guérison complète.

Obs. XLVIII. — Kiesselbach (10ᵉ réunion des otol. de l'Allemagne du

Sud, 1890, *Z. f. ohr.*, 1891, p. 114). (Résumée de Co., 188). — K..., 27 ans, avait au commencement de mars 1889, un écoulement de l'oreille gauche. En septembre, otite moyenne purulente gauche avec gonflement et saillie de la paroi postéro-supérieure du conduit auditif, tuméfaction de la partie supérieure de l'apophyse mastoïde. Quand on pressait sur cette tumeur, elle diminuait de volume et il s'écoulait par le méat un pus crémeux, non fétide, en assez grande abondance. La pression sur la partie postéro-latérale du cou produisait le même phénomène.

Le 7 *octobre* 1889: Ouverture de l'antre mastoïdien, amélioration. Il persistait néanmoins un écoulement purulent quand on pressait sur le cou latéralement et en arrière.

Le 16 *décembre*, le malade revenait à l'hôpital avec une suppuration abondante par l'orifice osseux de la première opération. Une sonde courbe, introduite dans le trajet, pénétrait en haut et en avant dans l'antre, en dedans et en bas elle s'enfonçait dans une fistule osseuse à quelques centimètres de profondeur et se dirigeait en bas et en avant. La pression sur le cou en arrière et au-dessous de l'apophyse mastoïde faisait couler du pus par la plaie. On observait du côté gauche une tuméfaction rétro-pharyngienne.

Une incision fut pratiquée en arrière et au-dessous de l'apophyse mastoïde au point où la pression faisait couler du pus. On ne trouva pas de pus jusqu'à la partie postérieure de l'incisure mastoïdienne.

26 *décembre*: fluctuation certaine à la paroi postérieure du phraynx, incision, écoulement de pus non fétide.

Une irrigation dans la cavité mastoïdienne provoquait la sortie du liquide par l'ouverture pharyngée.

En *janvier* 1890, signes de tuberculose pulmonaire. Amélioration. Guérison.

Obs. XLIX. — Burnett (*the philad. polyclin.*, 23 novembre 1895). — Le 23 février 1895, le Dr X., âgé de 62 ans, de Tennessee, me consulta pour une otite moyenne purulente chronique du côté gauche avec de sérieuses conséquences.

En février 1894, disait-il, ayant avalé de travers un morceau de pain, ses efforts d'expulsion en avaient rejeté des parcelles dans la narine gauche postérieure. Pendant 4 mois il remarqua une tendance progressive au catarrhe nasal de ce côté. Brusquement, le 3 juillet 1894, en se mouchant, il sentit son oreille gauche s'obstruer, être le siège d'une gêne grandissante puis d'une douleur fixe et violente jusqu'au lendemain où il se fit une rupture spontanée. Il y avait eu auto-infection de l'oreille moyenne par la matière septique chassée du naso-pharynx dans l'oreille. L'otorrhée consécutive fut traitée par un auriste local : lavages avec solution boriquée et instillations de nitrate d'argent. La décharge continua cependant, il y eut une seconde infection vraisemblablement due à la mauvaise application du traitement et en octobre la mastoïde et les parties voisines étaient douloureuses et tuméfiées. Un chirurgien fit l'incision de Wilde et évacua le pus.

Au même temps, un auriste fit une incision dans l'attique par la membrane flaccide. Il resta 2 mois sous la surveillance des médecins nommés plus haut, dans une cité de l'Est, jusqu'au 23 décembre 1894, puis retourna chez lui à Tennessee, se sentant bien pendant un mois. Ceci nous porte au 20 janvier 1895, à 6 mois de l'otite moyenne aiguë et de la rupture spontanée de la membrane du tympan.

Il retourna dans l'est le 20 janvier 1895 parce que son cou présentait au-dessous de l'oreille et suivant la direction du muscle sterno-cléido-mastoïdien un gonflement dur et *que le pus sortait du méat auditif lorsqu'il pressait sur cette région ; de même dans la distension des buccinateurs.* Le fond de la cavité purulente était, dans ce cas, formé par le constricteur supérieur du pharynx. Le buccinateur étant seulement séparé du constricteur supérieur par le ligament ptérygo-maxillaire quand le premier était distendu, l'action antagoniste du constricteur tendait à chasser le pus en arrière et dans l'ouverture sur le plancher du méat auditif qui communiquait avec la *collection purulente rétro-pharyngienne.*

Le 23 *janvier* 1895, une incision fut faite en arrière et au-dessous de la mastoïde, dans la région de la nuque par le même chirurgien qui fit l'incision de Wilde en octobre. Cette nouvelle incision donna issue au pus qui continua à s'écouler jusqu'au 23 février 1895, jour où je vis le malade pour la première fois. A cette époque, il y avait *des symptômes de pyohémie depuis* 10 *jours* : élévation de la température le soir, le matin température près de la normale. Le malade dormait mal ; l'appétit bon ; teint blème ; expression très anxieuse ; pas de douleurs. Le conduit auditif externe était rétréci, et sur le *plancher du méat on voyait une perforation d'où sortait le pus* pendant l'insufflation de Valsalva. L'acuité auditive était très réduite.

On pouvait voir cependant le reste de la membrane du tympan ; le manche du marteau qui semblait privé de tète et de col, pouvait être mû dans toutes les directions avec un stylet. Pas de granulations mais une muqueuse très rouge et sensible tapissant la caisse. Les insufflations de Valsalva chassaient difficilement quelques bulles d'air de la caisse et, après des efforts prolongés, le même procédé fit sortir de l'air et du pus par la perforation au niveau du plancher cartilagineux du méat et par la perforation (incision) cervicale en arrière et au-dessous de la mastoïde.

Avant cette évacuation forcée, la bouche était difficilement ouverte, l'amygdale gauche, les piliers et la moitié gauche du voile du palais, saillaient plus qu'à droite. Après l'expulsion du pus, la mâchoire inférieure était aisément mobilisable en bas et en arrière, et la tuméfaction de la région tonsillaire avait presque disparu.

Il y avait aussi une sécrétion glaireuse prononcée du pharynx, cause de fréquents crachats, ce qui, pour Alleu, est un symptôme de collection purulente derrière l'œsophage ou le pharynx.

Ces données nous amènent facilement à diagnostiquer une inflammation des cellules mastoïdiennes avec perforation de la paroi postérieure ou interne de l'apophyse, issue du pus dans la rainure digastrique, clapier sous le fascia profond du cou s'étendant en arrière *vers la nuque* et en *avant vers le pharynx*.

Dans cette dernière région on trouva une large cavité de pus sans odeur qui fut évacué par une incision sous-maxillaire au-devant des vaisseaux du cou, la corticale mastoïdienne étant d'abord enlevée et l'antre découvert par le Dr W. W. Keen, le 1er mars 1895.

Complète disparition des phénomènes de septicémie en 2 mois environ. L'audition n'était pas restituée.

Abcès laryngés.

Obs. L. — Thiry (*z f. ohr.*, p. 77) (1890) (Collinet, p. 196). — Fillette de 10 ans, ayant depuis sa deuxième année, un double écoulement de l'oreille, fétide du côté gauche, consécutif à la rougeole. Depuis quelque temps, douleurs de la nuque du côté gauche, qui s'accompagnaient de fièvre, de plusieurs frissons, de céphalalgie.

Au bout de quelques jours, toux incessante, expectoration purulente fétide, oppression, râles dans le poumon gauche. On diagnostique une gangrène du poumon.

A l'autopsie : pleurésie fibrineuse à gauche, bronchite des deux côtés et plusieurs infarctus hémorragiques. L'apophyse mastoïde, creusée par la carie, s'ouvrait par deux orifices arrondis de 7 millimètres de diamètre en dehors et en dedans, dans le sillon sigmoïde.

Du bord postérieur du processus mastoïdien, partait un large trajet fistuleux qui allait, en s'étalant derrière le muscle sterno-cléido-mastoïdien, jusqu'au voisinage de la clavicule en bas. Ce trajet s'ouvrait, chemin faisant, sur le bord de l'aile gauche du cartilage thyroïde dans le larynx par un orifice de 4 millimètres de large. Il était rempli, ainsi que la cavité mastoïdienne, de pus semblable à celui que la malade crachait. La paroi du sinus était épaissie, sa lumière très rétrécie, mais sans thrombose. Rien de pathologique dans la cavité du crâne, ni dans tout le reste du corps.

CONCLUSIONS

La mastoïdite de Bezold, ou mieux la complication de Bezold, est favorisée par l'état anatomique de la mastoïde dont la paroi interne se trouve souvent très amincie par le développement des cellules de la pointe.

Bien qu'exceptionnelle chez l'enfant et surtout observée vers l'âge mûr, elle est loin d'être rare dans l'adolescence.

Il est très important de connaître son allure le plus souvent insidieuse et sans réaction manifeste, allure qui permet aux lésions de s'étendre et d'aggraver non seulement l'état du malade mais les difficultés parfois grandes de l'opération.

Aussi, en présence d'un gonflement cervical sous-apexien, si léger qu'il soit, devra-t-on interroger immédiatement le passé auriculaire et examiner le conduit ; on recherchera ensuite, très minutieusement, s'il n'existe pas un point, fluctuant ou non, au niveau du gonflement cervical, sur lequel une pression un peu forte fasse jaillir le pus par le conduit auditif (ou par l'antre préalablement ouvert).

Les complications crâniennes semblent accompagner fréquemment cette forme de mastoïdite, peut-être en vertu du même mécanisme : d'où l'aggravation du pronostic.

La complication de Bezold étant grave, non pas par elle-même, mais par les lésions envahissantes et destructives qui marquent la diffusion du pus, le pronostic sera presque entièrement sous la dépendance d'une intervention hâtive.

Malgré l'intégrité apparente de la mastoïde, l'absence ou le peu de douleur à son niveau, on essaiera donc de convaincre le malade de l'urgence d'une intervention précoce et radicale.

Cette intervention doit viser deux buts : la lésion osseuse mastoïdienne qu'on atteindra par la trépanation de l'apophyse ; la lésion cervicale dont on ne pourra apprécier l'extension et la complexité que par une large contre-ouverture.

Ces deux temps de l'opération se succèderont dans le même ordre que les lésions elles-mêmes : la trépanation précédera l'incision cervicale.

Enfin, pour avoir la certitude de ne laisser dans la plaie aucun tissu morbide :

1° On trépanera, non au niveau des cellules mastoïdiennes, mais au niveau de l'antre afin d'être à même, dans les cas de vieille otite chronique, de nettoyer l'aditus et la caisse ;

2° On réséquera au besoin la pointe de la mastoïde afin de curetter à fond et complètement le clapier rétro-apophysaire, difficile à atteindre.

BIBLIOGRAPHIE

1898. Delie. — *Revue intern. rhin., otol., lar.*, VIII, 26-29.

— Guttman. — *Arch. otol. New-York*, XXVII, 23-25.

— Lederman. — *New-York polycl.*, XI, 97-101.

— Mc Kernon. — *Arch. of otol. New-York*, XXVII, juin, 259.

— Ménière. — *Arch. intern. lar., otol.*, t. II, n° 5, p. 1.

— Mignon. — Des principales complications septiques des otites moyennes suppurées.

— Ouston. — *Brit. medic. J. London*, I, 208.

1897. Collinet. — *Thèse*, Paris. Suppurations du cou consécutives aux affections de l'oreille moyenne.

— Guye. — *Nederl. Dijdschr. v. Geneesk.* (Amst.). 2. R., XXXIII, 419-421.

— Hegetschweiler. — *Arch. of otol. New-York*, XXVI, 313-319.

— — *Id.. Z. f. ohr. Wiesb.*, XL, 52.

— De Quervain. — *Semaine médicale*, p. 133. Abcès du cou consécutifs à l'otite moyenne.

— Reinhard. — *Annales des mal. de l'oreille*, p. 264.

— Stein. — *Monatschr. f. ohr. Berl.*, XXXI, 479-481.

— Stillson. — Langdale's lancet Kansas city, II, 51-53.

— Tillaux. — Anatomie topographique. — Traité de chirurgie clinique, t. I, p. 94-97, p. 127-131.

1896. Brieger. — *Ann. des mal. de l'oreille*, p. 38.

— Brcca (A.). — *Arch. intern. de lar., otol., rhin.*, p. 573.

— Buys. — *Revue intern. rhin.*, p. 228.

— Hamon du Fougeray. — Congrès français de chirurgie, p. 364.

— Holt. — *Z. f. ohr.*, XXVIII, 340.

— Kirchner. — *Ann. des mal. de l'oreille*, p. 45.

— Knapp. — *Arch. f. ohr.*, p. 159.

— Lichtwitz. — *Arch. clin. de Bordeaux*, p. 324. — Id. *Arch. intern.*, 439-443.

— Luc. — *Arch. intern. lar., otol.*, p. 4-25 ; p. 445.

— Mendel. — *Arch. intern. lar., otol.*, p. 297.

— Tissot. — *Dauphiné médical*, p. 101.

1895. Brieger. — *Z. f. ohr.*, XXVII, 313.

— Broca et Lubet Barbon. — Suppurations de l'apophyse mastoïde.

— Burnett. — *The Philad. polycl.*, 23 nov. — Id. *Z. f. ohr.*, XXVII, 335.

— Chipault et Demoulin. — *Ann. des mal. de l'oreille*, p. 325.

— Gradenigo. — *Arch. ital. di otol.*, p. 484.

— Grünert et Meïer. — *Arch. f. ohr.*, XXXVIII, 231 et 244.

— Knapp. — *Z..f. ohr.*, XXVII, p. 290; p. 294. Id. *Arch. of otol. New-York*, p. 263.

— Stout. — *Philad. polyclin.*, 9 février, p. 52, cas 2.

1894. Gosse. — *The Lancet*, avril, p. 1064.

— Knapp. — *Z. f. ohr.*, XXV, 75.

— Zaufal. — *Arch. f. ohr.*, XXXVII, 33, 81.

1893. Kirchner. — *Mon. f. ohr.*, p. 71.

— Moos. — *Arch. f. ohr.*, t. XXXV, p. 130.

— Schwartze. — *Man. des mal. de l'oreille*, t. II.

— Taylor. — *Times and reg. Philad.*, XXVI, 508.

— Vulpius. — *Arch. of otol. New-York*, 391.

1892. Guye. — *Arch. of otol. New-York*, p. 321, 319. — Id. *Z. f. ohr*, p. 41 et 42.

— Knapp. — *Arch. of ot. New-York*, p. 239. — Id. *Z. f. ohr.*, 1893, p. 161.

— Krepuska. — *Mon. f. ohr.*, p. 153.

— Moll. — *Revue intern. lar.*, p. 99.

— Randall. — *Thérap. gaz.*, mai, p. 289, 290.

1891. Guye. — *Annales des mal. de l'oreille*, 406.

— Jansen. — *Arch. f. ohr.*, t. XXXI, p. 165.

— Kiesselbach. — *Z. f. ohr.*, p. 114.

— Duplay. — Traité de chirurgie Duplay et Reclus, 605-750, t. IV.

1890. Kirchner. — *Man. des mal. de l'oreille.* Berlin, p. 152.

— Ludewig. — *Arch. f. ohr.*, t. XXIX, p. 273.

— Moos. — *Arch. of otol. New-York*, XIX, 161 (4 obs. rapportées).

— Thiry. — *Z. f. ohr.*, p. 77.

— Gorham Bacon. — *Arch. f. otol. New-York*, XVIII, 301.

1889. Hartmann. — Die Krankeiten des ohres, 5° éd., p. 213.

— De Rossi. — *Arch. f. ohr.*, XXVIII, 109.

1888. Cholewa. — *Deutsche med. Woch.*, p. 1006.

— Wagenhaüser. — *Arch. f. ohr.*, XXVI, 25.

1887. BOULLANGIER. — *Thèse*, Bordeaux.
1886. O. GREEN. — *Boston med. and Surg. j.*, p. 341.
— KRETSCHMANN. — *Arch. f. ohr.*, p. 228.
1885. KUHN. — *Arch. f. ohr.*, p. 97.
1884. KIRCHNER. — *Annales des mal. de l'oreille*, p. 234.
1881. BEZOLD. — *Arch. f. ohr.*, XXVIII. — *Deutsche med. Woch.*, p. 381.
1872. BŒKE. — *Arch. f. ohr.*, p. 285.
1860. TOYNBEE. — Med. ch. trans., XLIII. Les mal. de l'oreille, p. 43.

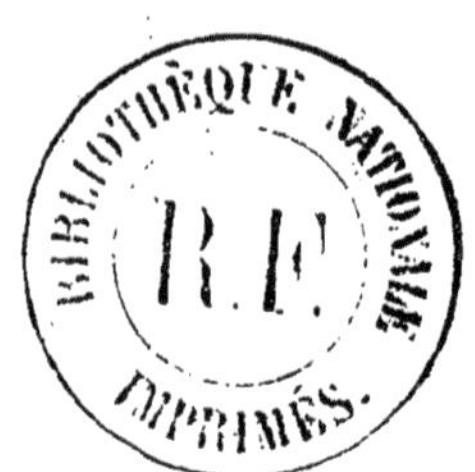

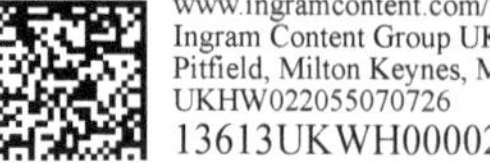

www.ingramcontent.com/pod-product-compliance
Ingram Content Group UK Ltd.
Pitfield, Milton Keynes, MK11 3LW, UK
UKHW022055070726
13613UKWH00002B/818